40代以上の女性の4割以上が尿もれを経験！

尿もれ　頻尿　夜間頻尿

尿トラブルに悩まない！

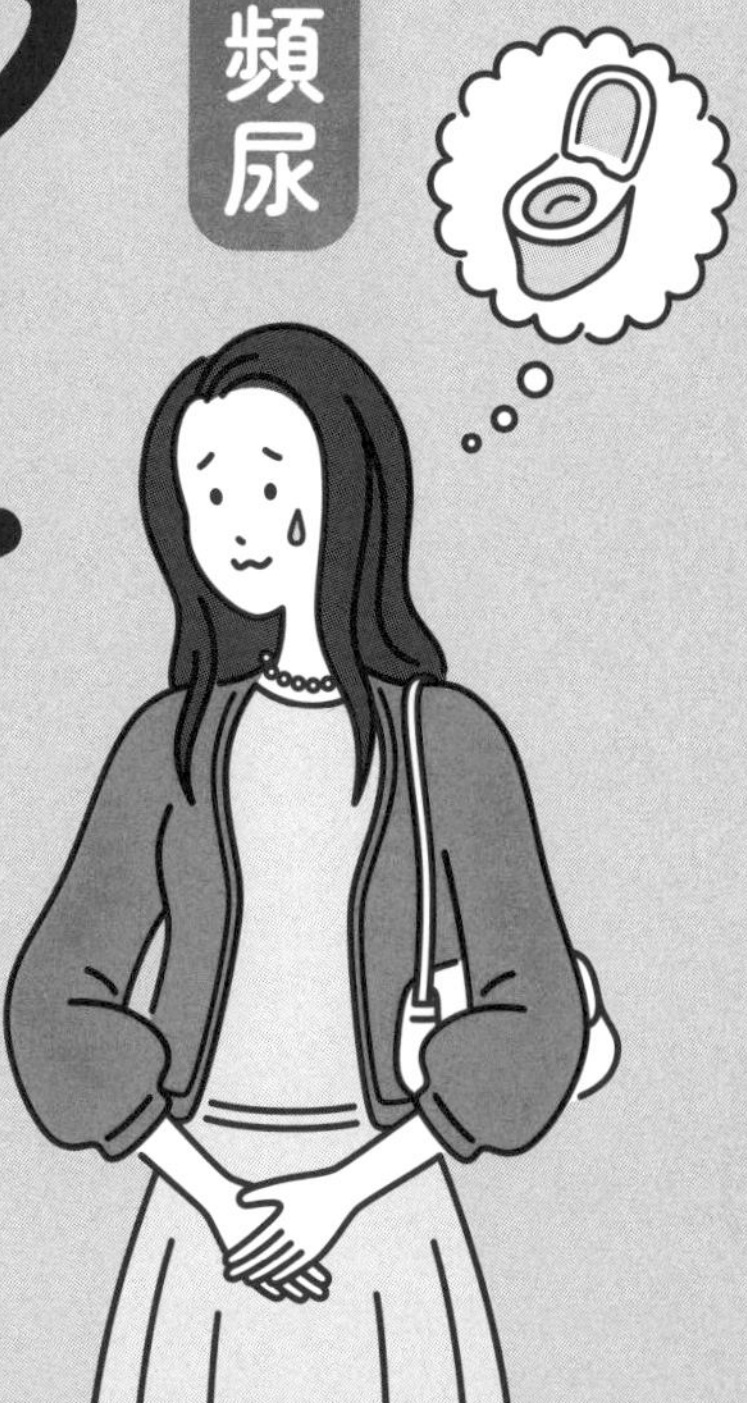

婦人科形成外科医
櫻井夏子

内外出版社

目次

2章 栄養素から防ぐ尿もれと頻尿

3章

少しの運動で尿トラブルを予防する ― 057

はじめに

こんにちは、櫻井夏子です。

私は東京都内の病院に美容外科医として勤務し、婦人科美容やエイジングケアを中心に治療を行っています。

美容外科医の診療は、膣のゆるみや乾燥といったフェムゾーンの悩みが中心になりますが、それと同じくらい多いのが「尿トラブル」です。

妊娠・出産後の「尿もれ」だったり、更年期世代の「頻尿」だったり。

20代の若い患者さんもよく診察します。

フェムゾーンの悩みで来院されるのですが、なかには20代であっても「実は尿もれにも困っています……」という方もいらっしゃるのです。

問診をしていくと、食事ではたんぱく質をまったく摂っていませんし、運動もまったくしていません。

「これは、一体どういうことなのだろう？」

「正しい知識が足りていないのかもしれないなぁ……」

「何とかできないものか、いや、何とかしたい！」


というわけで、数年前からインスタグラムなどで情報発信を始めました。しばらくすると、尿トラブルで悩んでおられる方々からたくさんのリアクションをいただくようになりました。

「初めて自分の悩みが理解できて、心が落ち着きました」

「自分以外にも悩んでいる人がいると知って、ホッとしました」

そんな声をたくさん受け取りました。

尿トラブルについて、友だち同士で会話をすることって、ほとんどないですものね。だからどうしても自分だけで抱え込んでしまいがちなのです。


本書では、1章で尿トラブルって何？　なぜ起こる？　という本質を知るための基本情報を発信しました。ぜひこの機会に、ご自分のおしっこの状態や、尿トラブルのタイプなどを正しく知っておきましょう。


そして2章では、尿トラブルに効果的な栄養素の情報を載せています。

実は私、大学時代、自分の体型にコンプレックスを感じたことから、「食べないダイエット」にすっかりハマって、不健康なやせ方をしていました。

卒業後は整形外科医として大学病院に勤務をし、月320時間の激務と不規則な生活によって、今度は18キロの体重増になりました。

この経験から、正しい食事に向き合うことはとても大切だと実感していますので、そうしたことも含め、食べ物や食べ方によって尿トラブルは改善できる可能性がある、ということをお伝えしています。


最後の3章では、体操や運動を取り上げています。

コロナの時期、患者さんを診察していると、

「リモートワークが増えて、家から出ないで終わる一日がほとんどです」

という方がとても多かったのです。

そんなお話をうかがうと、「運動習慣はとても大事だ」とつくづく思いましたし、尿トラブルは骨盤底筋などの筋肉を鍛えると改善されることも多いので、運動習慣のない方でも生涯続けられる、とても簡単な体操や運動を紹介しました。

尿トラブルによって日々の暮らしのクオリティが下がると、それはとても大きなストレスです。

「もうよくならない気がするから……」

と諦めて、不快な状態を放置しないでください。

まずはご自分でやれることを積極的に行ってみましょう。

それでも改善されない場合は、専門医の診察を受けて、前向きな気持ちで対処していきましょう。

今、尿トラブルに悩んでいない方も、予防のためにも、本書を参考に、できることはどんどん実践していってくださいね。

「尿もれ、頻尿、夜間頻尿」のセルフ診断

尿もれを中心にした尿トラブルのセルフ診断です。チェックしてみましょう。

□せきやくしゃみをしたとき、笑ったときなどにもれる
□重いものを持ち上げたときにもれる
□走ったり、跳んだりしたときにもれる
□尿意がないのに、もれてしまうことがある
□日中10回以上トイレに行く
□就寝中2回以上トイレに行く
□夜間寝ているときに尿がもれたことがある
□すぐトイレに行かないと間に合わないほどの、急な尿意を感じる

□急な尿意とともに、もらしたことがある
□子宮摘出後に尿もれが始まった
□妊娠中や妊娠直後に尿もれが起きたことがある
□冷たい水で手を洗うとトイレに行きたくなる
□2回以上の出産（経腟分娩）の経験がある
□閉経した
□最近、太った

☑の数が
1個以上の場合

↓

尿もれ、あるいは
尿もれ予備軍の
可能性があります。

☑の数が
0個

↓

今のところ
心配ありませんが、
予防に
努めましょう。

東京女子医科大学附属足立医療センター骨盤底機能再建診療部「尿もれ・自己チェック」より

そもそも正常な排尿って？

あなたは尿意を感じても、自分の意思でコントロールできていますか？ ちゃんと尿意を我慢できて、トイレでは尿に勢いがあって途中で途切れたりせず、終わったときに残尿感もない。

また夜中にトイレに起きることもなければ、それは正常な状態です。

あまりにも日常的な行為なので、普段はほとんど意識せずおしっこをしますが、尿には目安になる量もあります。

1日の尿量は1000～2000ミリリットル。

尿量は1回あたり200～400ミリリットルで、1日（就寝中は除く）4～8回トイレに行くのが一般的です。

たくさん水分を摂ったり、利尿作用のあるものを飲んだりしたら、もちろん尿の量は多くなります。1日の水分摂取量の目安としては、1・5～2・0リットル程度です。

尿トラブルは大きく分けて3つ

「せきをしただけで尿がもれて、すごく不快！」

「トイレが気になって、お出かけや旅行を楽しめない」

「さっき行ったのに、またトイレに行きたくなり……気持ちが疲れる」

「夜中におしっこがしたくて、何度も目が覚めるから睡眠不足」


更年期世代を中心に、多くの女性たちが尿トラブルに悩んでいます。尿トラブルの内容は人によってさまざまですが、代表的なものは次の３つ。

【尿トラブルのタイプ】

❶尿もれ…ふとしたはずみに尿がもれる
❷頻尿…1日8回以上トイレに行く
❸夜間頻尿…夜間に1回以上トイレに行く

どのタイプでも辛いことには変わりなく、尿トラブルによって毎日の生活の質が下がり、大きなストレスを抱え込んでしまうことになります。

尿トラブルはよくならないと諦めることはありません！

自分でやれることを行って、それで改善されない場合は専門医の診察を受け、しっかりと前向きに対処していきましょう。

「尿もれ」と「頻尿」は違うものですが、原因は同じだったり、どちらも併発したりと、深いつながりがあります。たとえば尿もれの人が、尿をもらさないように心配するあまり、頻繁にトイレに行くようになって、頻尿になるケースもあります。

膀胱の周りにはいろんな臓器が重なり合っている

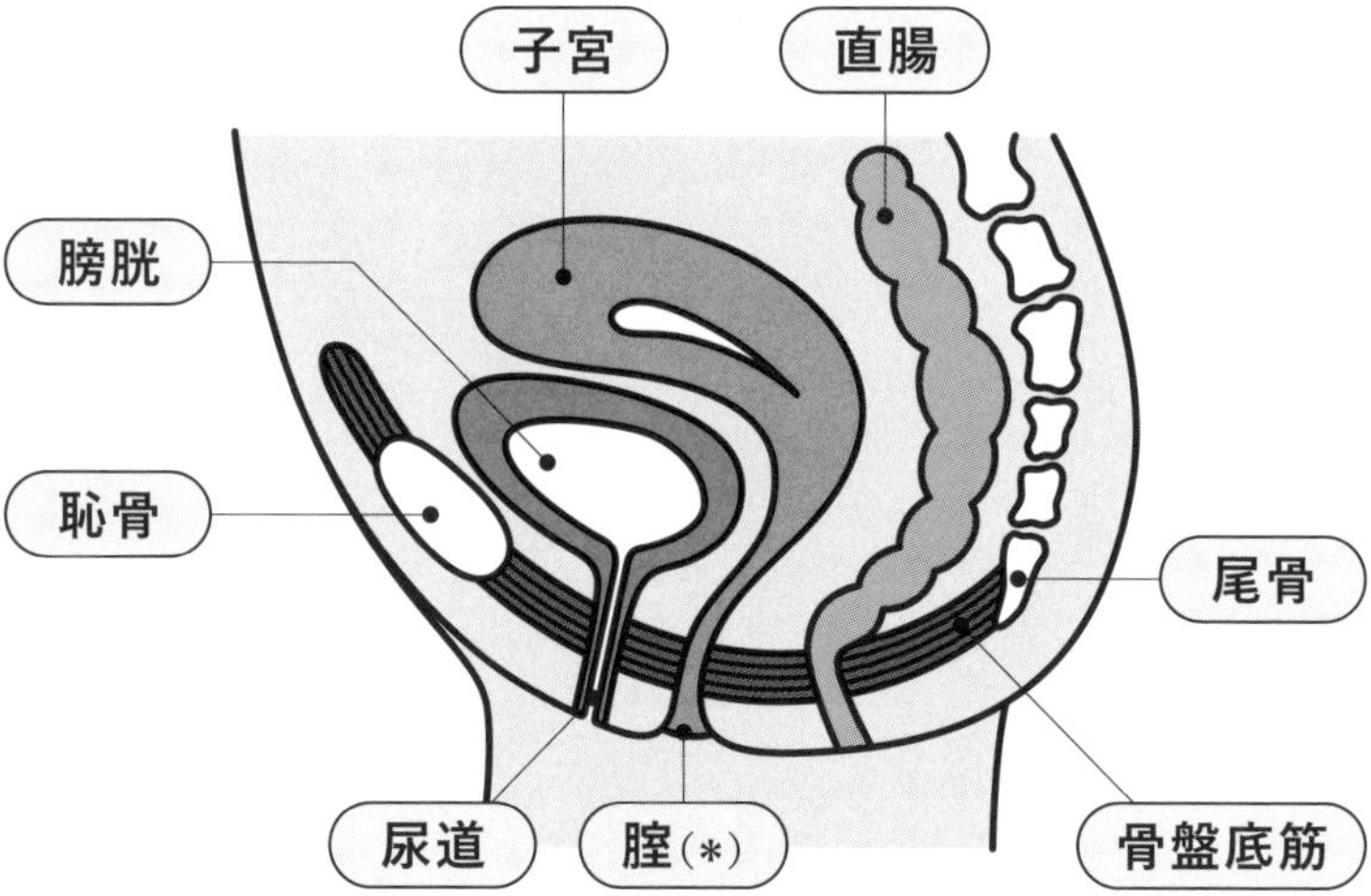

（*）医学用語では「膣」ではなく「腟」を用いる。

1章

尿トラブルの原因を知る

尿もれ

尿もれは女性に多い、辛い症状

尿トラブルで受診される患者さんをたくさん診てきましたが、特に「尿もれ」に悩んでいる方はとても多いものです。尿もれとは、「自分の意思とは関係なく、トイレ以外の場所で尿がもれてしまう」こと。


3人のお子さんを出産された40代後半の女性は、

「尿もれがひどいので、改善のために筋トレを始めたら、その間も尿もれをするから、もうどうしたらいいかわからない……」

と困っておられました。尿もれパッドは必須で、しかもいちばん多いときの長時間タイプでないと足りないというお話でした。

高齢出産された別の女性は、

「子どもと遊んだり、運動会ではりきったりすると、尿もれしてしまって……」

と辛そうに語っておられました。

尿もれは女性に多い症状で、日本排尿機能学会が行った排尿に関する疫学調査によれば、40歳以上の女性の4割以上が経験しているといわれています。人知れず悩んでいる人はたくさんいても、恥ずかしいので我慢している方がほとんどです。

女性の尿道は長さ3～4センチと、男性の16～25センチに比べるとかなり短く、もともと尿がもれやすい身体の構造になっています。

また「妊娠・出産」「加齢による老化現象」「体重増加」も尿もれを引き起こす大きな要因です。

尿もれは、「腹圧性尿失禁」「切迫性尿失禁」「溢流《いつりゅう》性尿失禁」「機能性尿失禁」と4つのタイプに大別されます。

女性に多いのは、「腹圧性尿失禁」と「切迫性尿失禁」。

「溢流性尿失禁」は病気によるもので、おしっこしたいのに出せない、けれど尿が少しずつもれ出てくるというものです。

「機能性尿失禁」は歩行障害や認知症などによって、尿もれしてしまうものです。

「ギャハハ」と大笑いして、もれた！「腹圧性尿失禁」

くしゃみ、せき、大笑いする、走る、跳ぶ、重いものを持ち上げるなど、何かのきっかけでお腹に力が入った瞬間、尿意がないのにもれてしまうのが「腹圧性尿失禁」です。もれる量には関係なく、ちょっとの量でも尿もれです。

腹圧性尿失禁は、尿もれの悩みの半数以上を占めるとされています。

原因は「妊娠・出産」「体重増加」などで、尿道を支える「骨盤底筋」がゆるみ、また尿道を締める「尿道括約筋」も弱くなるからだと考えられます。

最初はちょっとだけ、あるいは回数が少ないなど、いきなり大量の尿もれになってしまうことはないでしょう。症状が進んでいくと、次第に量が増えて回数も多くなり、立ち上がったり、歩き始めたりした瞬間に尿がもれることがあります。

月数回だけ、「ちょっと尿もれする」という軽い症状なら、骨盤底筋や尿道括約筋を鍛えて強くすることで改善が期待できます。3章を参照してください。

突然、「あっ、もれちゃう！」と強い尿意に襲われる

「あっ」と思った瞬間、我慢できないほど強い尿意に襲われた経験はありませんか？　突然なので、自分ではどうにもコントロールができず、ただじっと辛い状況に身をゆだねるしかない……。

それは「尿意切迫感」という尿トラブルの代表的な症状です。

手洗いや皿洗いで蛇口から流れる水に触れたり、水の流れる音を聞くことが引き金になったりします。また家に帰ってきて玄関に手をかけたとき、トイレのドアを開けたとき、トイレで下着を下ろすとき、「あっ、もれちゃう！」といきなりやってきた強烈な尿意に面食らってしまうこともあります。

家の中でも大変なのに、もしも外出先で起こったら……。

トイレのことが気になるあまり、たとえば出かけた先では四六時中トイレの場所を確認する、映画館や劇場では必ず出口に近い席に座る、あるいはトイレが近くなったりするなど、日常生活にさまざまな支障をきたします。

トイレに間に合わずもらしてしまう、「切迫性尿失禁」

尿意切迫感に襲われて、トイレにあわてて駆け込むも間に合わず、もらしてしまうのが「切迫性尿失禁」です。我慢することが難しく、不意に尿がもれてしまうのです。

多くの場合、尿が十分にたまっていないのに、膀胱が勝手に収縮してしまう「過活動膀胱」が原因です。

女性では子宮脱などの「骨盤臓器脱」、男性では「前立腺肥大」も原因になりますが、明らかな原因がないことも少なくありません。

閉経後には、腹圧性失禁と切迫性失禁の両方を併せ持つ「混合性尿失禁」も増えてきます。

「便秘」と尿もれに関連はあるの？

尿もれに悩む人には、便秘気味という人が多いです。

子宮、膀胱、直腸などの臓器を骨盤の底で支える「骨盤底筋」の衰えは尿もれの原因のひとつですが、骨盤底筋が弱くなると、支えていた臓器が全体的に下垂します。その結果、腸が圧迫されて、便秘がちになるのです。
妊娠中、大きくなった子宮によって、
腸がぐっと圧迫されて便秘になるのと
同じようなイメージです。

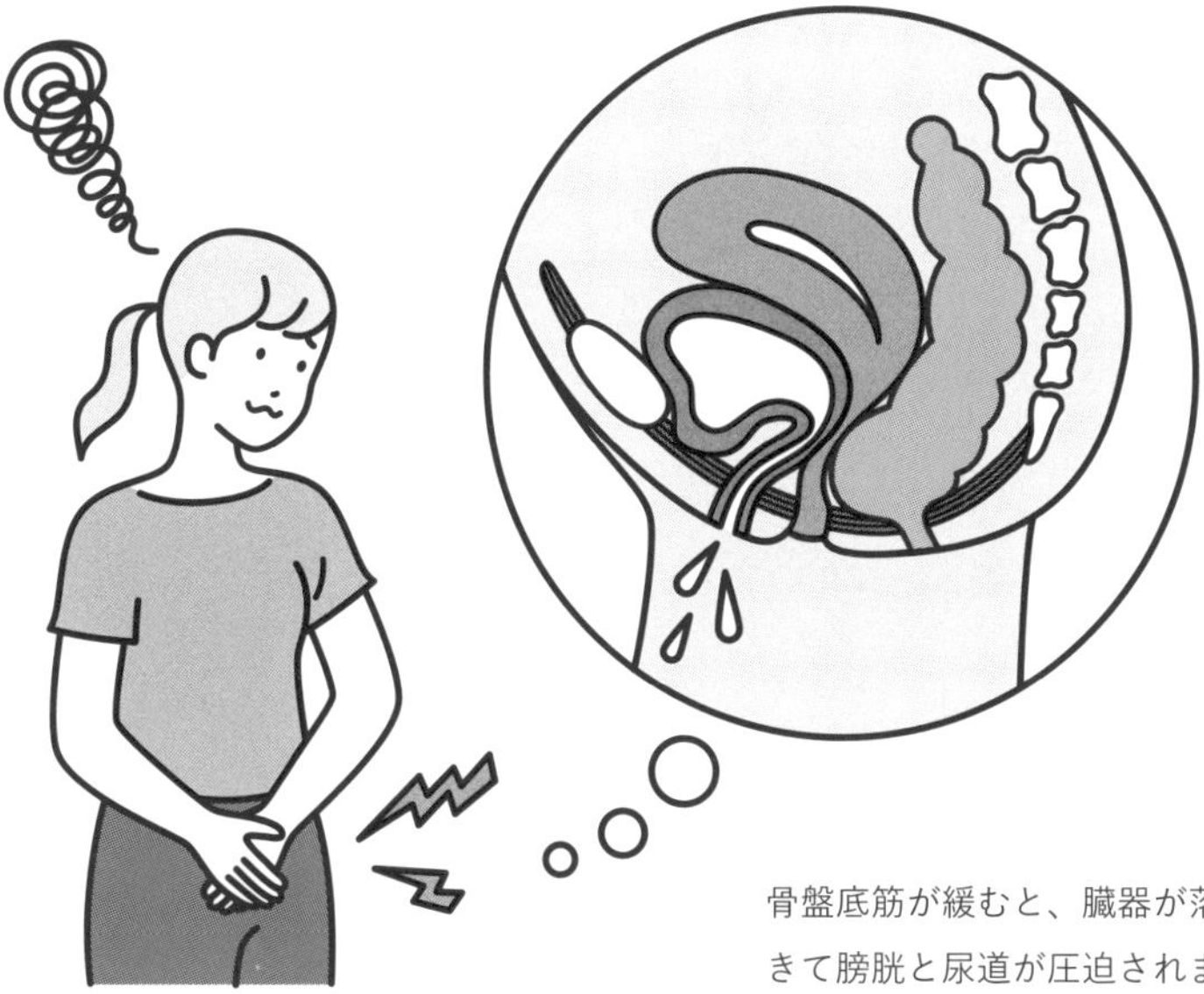

骨盤底筋が緩むと、臓器が落ちてきて膀胱と尿道が圧迫されます

頻尿

1日に何回トイレに行きますか？

「1日に何回トイレに行きますか？」

「6回です！」

と即答できる人は、ほとんどいないのではないでしょうか。

多くの人たちが、

「う〜ん、朝寝起きに1回、夜寝る前に1回、日中は何回行ったかなぁ……」

といった具合で、はっきりと覚えていないでしょう。

一般的な回数は1日（就寝中は除く）4〜8回で、8回より多い場合を「頻尿」といいます。とはいえ個人差もあります。またその日の体調によっても変わってくるので、

「今日は10回もトイレに行っちゃった。ヤバイ！　頻尿なのでは……」

と回数だけを気にして、神経質になる必要はありません。単に水分の摂りすぎや、試験前

の緊張といったストレスが原因の場合もあるからです。

まずは、あなたの「普段のおしっこの状態」を観察してみましょう。

2日間の「トイレ日記」をつけてみよう

観察するのは、ごく日常的な2日間。

チェックするのは、トイレに行った「時刻」と「尿の量」。

それらを「トイレ日記」としてメモに残し、「普段のおしっこの状態」を可視化します。

すると自覚していない「尿トラブルがあるかどうか」がくっきりと見えてきて、早期発見、早期改善や治療につながります。

【トイレ日記】 92ページ〜に記入欄があります

① 時刻…トイレでおしっこをした時刻です。
② 尿の量…1回あたりの尿の量をはかります。
一般的な尿量は1回あたり200〜400ミリリットル。100円ショップなどで市販さ

れている計量カップや、紙コップと計量器を使ってはかるといいでしょう。

余裕があったら、1回あたりの「尿が出る秒数」もメモしておきましょう。

健康な状態なら30秒以内にすっきりと出し終わりますが、たとえば尿の勢いが弱い男性だと、30秒以上、チョロチョロと出続けていることもあります。

余談ですが、実は「月経量」を把握していない人も多いのです。

そもそも簡単にはかれないので、自分の量が多いのか少ないのか、感覚としてとらえていても、実際のところはよくわからないですよね。

ただ月経量が多いと、その背後には子宮筋腫などの病気が潜んでいるとも考えられますので、量を把握できたらそれに越したことはないのです。

過多月経の目安としては、普通用アプキンを1時間程度で取り替えないとあふれてしまう、夜用ナプキンを昼間でも使用する、などが挙げられます。

最近では、月経量を計測できるナプキン一体型の吸水ショーツが開発されたりしています。

そうした新しい商品を積極的に活用できたらいいと思いますし、月経量だけでなく、尿の計測にも使えたらとても便利になりますね。

頻尿は「病的なもの」や「筋肉の衰え」が原因

頻尿の原因は、「病的なもの」から「筋肉の衰え」までさまざまです。

【病的な原因】

①過活動膀胱　②多尿　③尿路感染・炎症　④腫瘍　⑤心因性

【筋肉の衰えが原因】

①尿道括約筋の衰え　②骨盤底筋の衰え　③膣壁の衰え

【病的な原因①過活動膀胱】

頻尿の原因でいちばん多いのが、「過活動膀胱」によるものです。

過活動膀胱とは、「膀胱の過活動のせいで、尿をためておけない状態」になること。まだ十分たまっていないのに、膀胱が勝手に反応して、「おしっこ!」と誤発信してしまうのです。

一般的には、膀胱に400～600ミリリットルの尿がたまると、トイレに行きたくなります。ところが過活動膀胱では、その半量でもこらえきれず、頻繁にトイレに駆け込む羽目になります。

間に合わずに尿もれ（切迫性尿失禁）する場合もあるし、コントロールできる場合もあります。

過活動膀胱になるのは、「加齢による老化現象」で膀胱の弾力が衰えてかたくなり、しっかり広がらないので尿をためられなくなる、というのが要因のひとつ。

また「骨盤底筋の衰え」、男性の場合は「前立腺肥大」によって、尿の量を感知する膀胱のセンサーが刺激を受けて過敏になり、トイレが近くなるなどが考えられます。

【病的な原因②多尿】

尿の量が多い状態を「多尿」と言います。

一般的には、1日の尿量は1000〜2000ミリリットルですが、多尿になると3000ミリリットル以上。ですから当然、トイレに行く回数は増えます。

ただし1回あたりの尿の量はさほど多くはなく、ほぼ正常の範囲内です。

ダイエットや体質改善を目的として水分を大量に摂ったり、利尿作用のあるアルコール、コーヒーや緑茶などをよく飲む習慣があったりすると、多尿になる可能性は高まります。

また「高血圧」の治療では、利尿剤が処方されることがあり、そうした治療薬由来の多尿もあります。

「糖尿病」の人は、高くなった血糖値を水分で薄めようと身体が反応し、余分なブドウ糖をたくさんの水分と一緒に排出するので多尿になりがちです。


【病的な原因③尿路感染・炎症】


尿路とは尿の通り道のことで、腎臓（腎盂）、尿管、膀胱、尿道を指します。

女性の尿道は、膀胱にたまった尿を出すためだけの通路で、長さ3～4センチと短く、さらに尿道口と肛門が隣接していることもあり、どうしても尿道の入り口から大腸菌などの細菌が侵入しやすくなります。

そうした細菌に感染すると、「腎盂腎炎」「膀胱炎」といった「尿路感染・炎症」を引き起こします。

その結果、尿の量を感知する膀胱のセンサーが刺激されて過敏になり、頻尿になってしまうのです。また不快な残尿感に悩まされることもあります。

【病的な原因④腫瘍】

「腫瘍」には、筋腫のような良性腫瘍と、がんのような悪性腫瘍があります。

子宮の外側に飛び出すタイプの「子宮筋腫（漿膜下《しょうまくか》筋腫）」では、筋腫が膀胱を圧迫するので十分な尿をためられず、頻尿になることがあります。

子宮筋腫（漿膜下筋腫）は大きくなっても症状が出にくい傾向があり、頻尿が激しくなって病院を受診したら、

「子宮筋腫（漿膜下筋腫）が見つかって、驚きました」

という患者さんは結構おられます。

また「膀胱がん」でも、頻尿になるこ

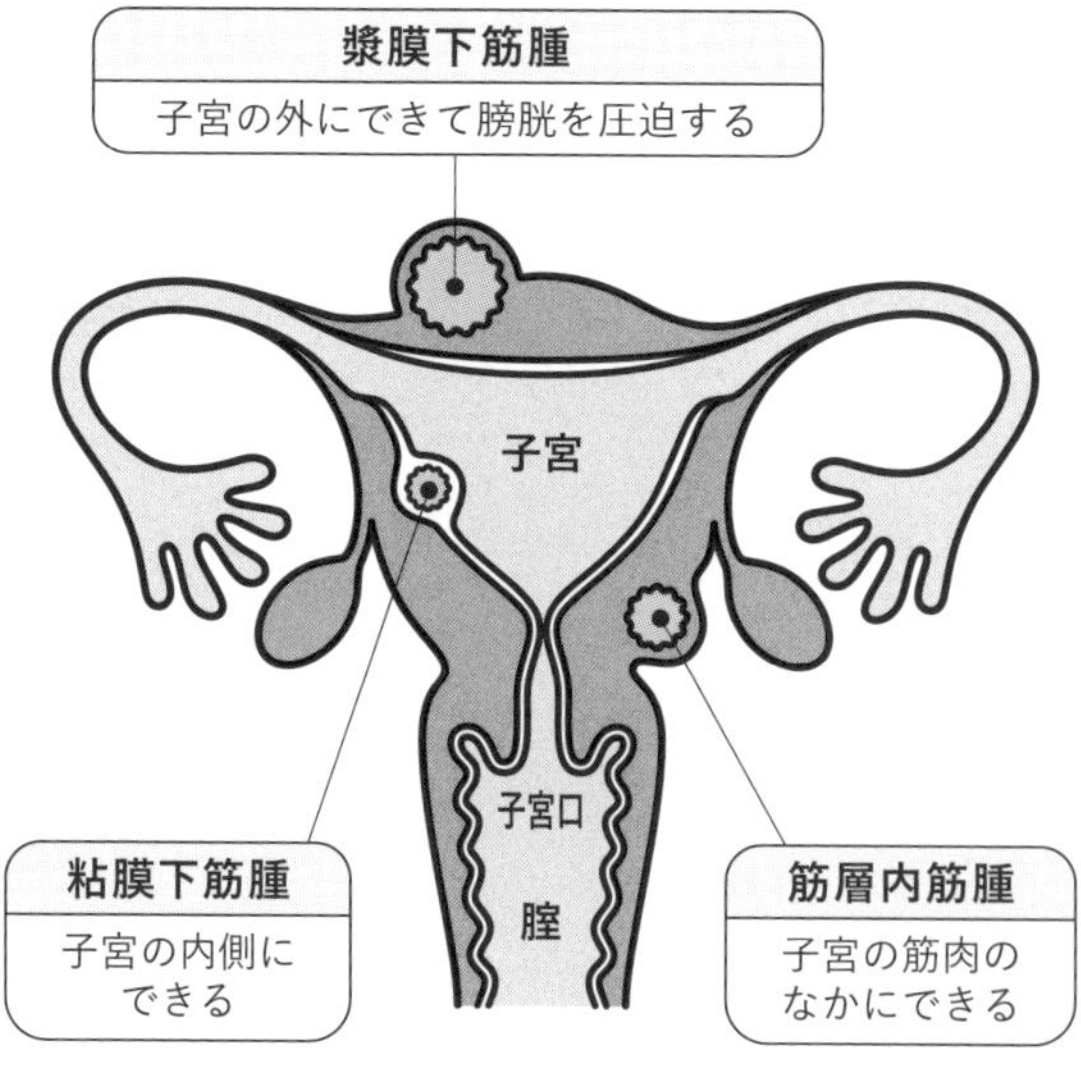

とがあります。

がんが尿の量を感知する膀胱のセンサーを刺激して過敏になり、何回もトイレに行きたくなるのです。膀胱がんの場合は血尿が出ることが多いとされています。

【病的な原因⑤心因性】

精神的なものが原因で、「心因性」の頻尿になることもあります。

尿路に何のトラブルもなく、尿の量にも問題はないのに、尿もれを気にするあまり、トイレが近くなるパターンです。

特にご高齢の方は、「もらしてしまう前に、トイレに行っておかなきゃ！」という強迫的な意識がとても強く、おしっこしたいと感じていなくても、習慣的に何度もトイレに行ってしまうのですね。

心因性なので、夜眠ってしまえば心配にはなりませんから、「夜間頻尿にはつながらない」ことが多いようです。

また膀胱は精神的な影響を受けやすいので、家庭や仕事に悩みがあって緊張や不安といった「ストレス」を抱えていると、頻繁に尿意をもよおすこともあります。

心因性残尿は精神的なことが影響して起こる残尿なので、何科を受診すればよいのか迷うかもしれません。まずは泌尿器科や婦人科などで心因性以外にも残尿を起こす原因がないかどうかの診察を受けましょう。

【筋肉の衰えが原因①尿道括約筋の衰え】

「尿道括約筋」は、尿道をぐるりと取り囲む筋肉です。

尿道の上の首のあたりにあるのが「内尿道括約筋」、その下方にあるのが「外尿道括約筋」で、どちらも尿をためるときには収縮し、尿を出すときには弛緩します。

内尿道括約筋は「不随筋」といって、自分では意識的に動かせません。心臓が動いているのと同じような仕組みです。

一方、外尿道括約筋は「随意筋」といって、自分の意思で収縮させたり、ゆるませたりできます。「おしっこしたい！」と強く感じても、もら

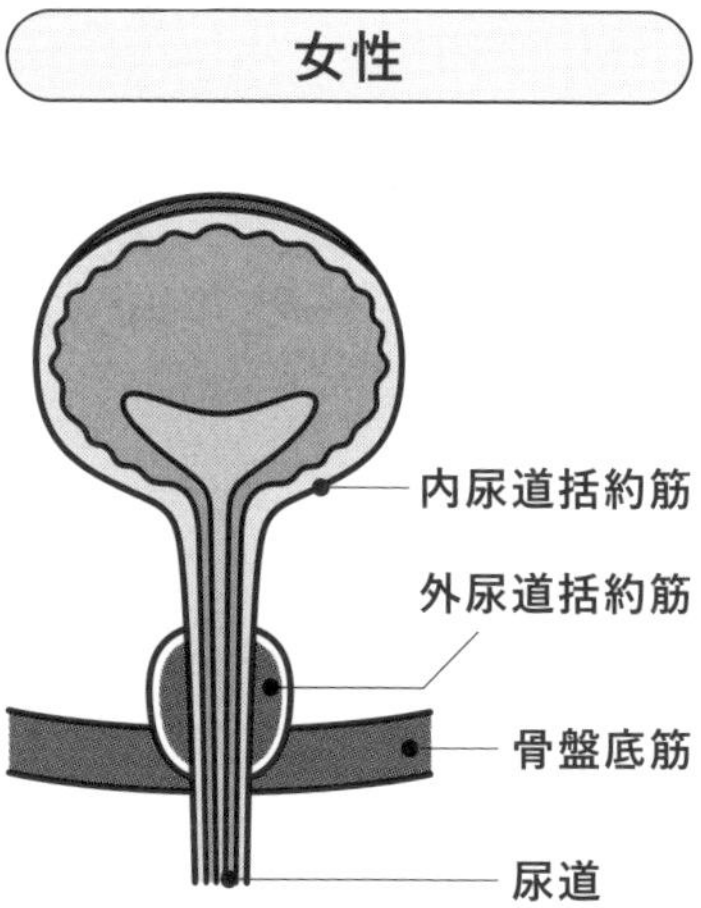

さないようコントロールできているのは、外尿道括約筋をギューッと収縮させ、もれ出ないように抑制しているからです。

尿道括約筋が衰えてくると、尿道を閉じたりゆるませたりする機能がうまく働かなくなって、頻尿などの尿トラブルが生じやすくなります。

【筋肉の衰えが原因②骨盤底筋の衰え】

「骨盤底筋」の衰えは、頻尿や尿もれの大きな原因となります。

骨盤底筋は骨盤の底にあり、子宮、膀胱、直腸などの臓器をハンモックのような形で下から支え、また尿道、膣、肛門を閉じたりゆるませたりしています。

骨盤底筋が衰えると、支えていた臓器が全体的に下垂して膀胱を圧迫、尿の量を感知する膀胱のセンサーが刺激されて過敏になり、頻尿になります。

また尿道を閉じたりゆるませたりする力が弱まり、尿もれになることもあります。

衰えていく原因は、「加齢による老化現象」で筋肉量が低下したり、「妊娠・出産」でゆるみやすくなったり。また「運動不足」や「長時間のデスクワーク」によっても骨盤底筋の筋力は低下します。
骨盤底筋は数多くの筋肉から成り立つため、3章を参考にして、できるだけ毎日コツコツと続けて筋力を保っていきましょう。

あなたの骨盤底筋をチェックしましょう

あなたの骨盤底筋は大丈夫? 衰えの程度をチェックしてみましょう。

【生活習慣をチェック】

□座っているときに膝が開く
□長時間座っていることが多い
□閉経を迎えた
□重いものをよく持つ、立ち仕事が多い

【排尿・排便をチェック】

□せきやくしゃみで尿がもれる
□便秘がちでトイレでいきむことが多い
□残尿感を感じることがある
□急に尿意に襲われることがある

【出産状況をチェック】

□妊娠・出産の経験がある
□妊娠中や出産後、尿もれを経験した
□25歳以上で第一子を出産した
□3人以上の出産経験がある
□3500グラム以上の赤ちゃんを出産した

【衰え度の目安】

☑の数が3個以下の場合

骨盤底筋は健康な状態。しかし油断は禁物。日常生活で気をつけたり運動を取り入れたりして現状をキープしましょう。

☑の数が5〜7個の場合

骨盤底筋の衰えが進んでいます。骨盤底筋のための運動を取り入れて改善に努めましょう。

☑の数が8個以上の場合

骨盤底筋のダメージが大きいです。自覚症状のある人も多いはず。早めに医療機関を受診してすぐに改善に努めましょう。

【筋肉の衰えが原因③腟壁の衰え】

長さ7～9センチほどの腟は、子宮と外部をつなぐ管状の器官です。筋肉でできていて伸縮性に富んでいるので、出産のときの産道の役割も果たします。

腟の内側の壁「腟壁」の厚みは、尿トラブルと大いに関係しています。

「加齢による老化現象」や「妊娠・出産」などによって、腟壁が薄くペラペラになると、重たい子宮を支えきれなくなってしまいます。

その結果、子宮が前方にある膀胱にもたれかかって圧迫すると、頻尿や尿もれの原因になりますし、後方にある腸側を圧迫すると、便秘になります。

また腟壁が薄くなると、分泌される粘液量が減って腟内が乾燥し、性交痛が起きて出血することもあります。

腟が潤い不足になると腟内の細菌バランスが崩れるので、細菌性腟炎やカンジダにかかりやすくなるなど、さまざまなトラブルにつながっていきます。

「お湯もれ」で下着がびしょびしょに

膣壁の厚さは超音波検査をすればわかりますが、自覚するのは難しいですよね。そこでひとつの判断目安にしたいのが「お湯もれ」です。

膣壁が薄くなると、膣の中の容量が広がるので、お風呂に浸かっているとき、膣内にお湯が入りやすくなります。お風呂から上がってしばらくすると、中に入ったお湯は自然にもれ出てきます。それがお湯もれです。

お湯もれを経験している人は結構多くて、

「30代で2人出産したら、それからお湯もれをするようになった」

という患者さんもおられました。

尿もれを起こしている人は、お湯もれを起こす確率も高くなります。

尿もれパッドをつけていないと、下着がびしょびしょになってしまうほど大量のお湯もれをする場合もあり、そうした状態では膣内細菌のバランスが崩れがちになったり、炎症を起こしやすくなったりします。

どうして筋肉は衰えるの？

どうして筋肉は衰えるのかというと、それは栄養素の話につながっていきます。尿道括約筋、骨盤底筋、膣壁といった筋肉は、繊維状のたんぱく質である「コラーゲン」から作られています。

女性の場合、女性ホルモン「エストロゲン」が指令を出してコラーゲンを作りますが、エストロゲンのピーク期である20〜30代を過ぎると、次第に分泌量は落ちていきます。エストロゲンの分泌が減ると、コラーゲンの量も減っていくのですね。

つまり筋肉を作りにくい身体になり、全身の筋肉量が減る、衰えるというわけです。更年期の女性に頻尿や尿もれが多い理由のひとつは、エストロゲンの低下で筋肉量が減ってしまうことです。

そういう状態でがんばって運動をしても、そもそも筋肉を作るコラーゲンが不足しているのだから、結果は出にくい。まずはコラーゲンを作る栄養素をしっかり摂る必要があります。詳しくは2章で解説しています。

外科的医療で改善、膀胱の「ボトックス注射」

過活動膀胱の治療に「ボトックス膀胱壁注射」があります。

誰でも受けられる療法ではなく、さまざまな改善策を試してもうまくいかない人の、最終的な選択肢になります。

ボトックスは小顔やしわ取りといった美容医療でよく使われているので、聞いたことがある人は多いと思います。

そのボトックスを内視鏡を使って膀胱壁に何か所か注射を打ちます。そうすることで膀胱の容量を広げて、勝手に収縮したり、収縮しすぎたりすることを抑えるのです。主に泌尿器科での施術になりますが、２０２０年から保険適用になりました。

おしっこの後、フェムゾーンは「押し拭き」で

おしっこの後、トイレットペーパーでフェムゾーンをこすり拭きしていませんか？　自覚していなくても、無意識でこすっている人は多いように思います。

フェムゾーンは「押し拭き」をしましょう。

軽く押しつけ、数秒おいて外すだけで十分です。押し拭きは1回でかまいません。1回で気持ち悪ければ、もう1回だけやってもいいでしょう。

こする必要はありません。

こすってしまうと、色素沈着が起こって黒ずみの原因にもなりますし、トイレットペーパーのカスがそのまま残ってしまうこともあります。

トイレットペーパーのカスが残っている状態だと、細菌の温床になって、においや炎症の原因になったりします。膀胱炎を起こせば、頻尿や尿もれにもつながります。

押し拭きが嫌で、どうしても軽くこすり拭きをしたい場合は、前から後ろへ。後ろから前に拭くのは、膀胱炎を起こす可能性があるのでNGです。覚えておいてくださいね。

男性特有の原因、「前立腺肥大」

尿トラブルには、男性特有のものもあります。

たとえば「残尿感」。

「尿が出きっていない感じ」がして違和感があり、トイレに行ったばかりなのにすっきりせず、またすぐに行きたくなるのです。

といっても、もれそうなほど強い尿意があるわけでもないのです。

男性も女性も、膀胱炎で残尿感の症状を訴える方は多いのですが、男性の場合は、前立腺が徐々に大きくなる「前立腺肥大」によって、尿道や膀胱がギューッと圧迫されて尿の通り道を刺激し、尿が出にくくなり、残尿感に苦しむことがあります。

また昔と比べると、「尿の勢いが落ちる」「おしっこの後のきれが悪くなる」こともあります。それらは前立腺肥大だけでなく、「球海綿体筋」の衰えによって、尿を出しきることができないところにも原因があると考えられています。

夜間頻尿

夜間頻尿で「睡眠障害」「寝たきり」になる危険も

就寝中、1回でもトイレに起きるなら、それは「夜間頻尿」です。

「もう若くないから……夜中のおしっこは当たり前でしょう」とすっかり諦めて、気にしなくなる人は結構多いのですが、ここ数年、「夜間頻尿は死亡リスクと相関する」というテーマの論文（＊1）が次々と発表されています。

夜中おしっこのために起きると、眠りが浅い、すぐに目が覚める、睡眠時無呼吸症候群といった「睡眠障害」につながり、さらには「脳卒中」や「心筋梗塞」といった病気との関連もある、と論じられているのです。

また夜中、トイレに行くため室内を歩き回ると、部屋が暗かったり、寝ぼけていたりするので、転倒リスクが高まります。


（＊1）一例として　Jori S.P. et al."The Impact of Nocturia on Mortality: A Systematic Review and Meta-Analysis" J Urol. 2020.203(3)

以前、整形外科で働いていたとき、夜に転倒して太ももの付け根（大腿骨近位部）を骨折し、救急車で運ばれてくるご高齢の方はとても多かったです。

もし転倒して、太ももの付け根（大腿骨近位部）、足首などを骨折してしまったら、立つことや歩くことが大変になり、やがて「要介護」や「寝たきり」の状態になってしまう危険もあります。


逆に睡眠障害から夜間頻尿になる人もいます。

夜中に目が覚めたとき、

「せっかくだから、トイレにでも行っておくか」

と夜中のおしっこが習慣になり、いつしか夜間頻尿になっているというケースです。

寝酒も要因のひとつです。寝る前に利尿作用のあるアルコールを飲むと、寝入りはいいのですが、中途で目が覚めて睡眠障害を起こし、同時に、「あっ、おしっこ」とトイレに行きたくなります。それが夜間頻尿の要因になると思われます。毎晩の晩酌はほどほどにしてくださいね。

さらに「多尿」も要因です。特に夏はたくさん汗をかくので水分の摂取量が自然と増え、そういう意味では夏場だけ夜間頻尿になる人もいます。

「ふくらはぎのむくみ」も原因のひとつ

夕方になるとふくらはぎかパンパンにむくんで、靴はきついし、脚は重だるくて痛みもある……。そんな辛さ、女性なら一度は経験したことがあるのでは。

むくみとは、「余分な水分がたまっている状態」のことで、ふくらはぎのむくみの原因は下半身の筋力不足です。

ふくらはぎの静脈の血液は、筋肉のポンプ作用によって、下から上へと重力に逆らって心臓に戻っていきます。

しかし筋肉量が少なかったり、立ちっぱなしや座りっぱなし、運動不足だったりすると、ふくらはぎの筋肉のポンプ機能がうまく働かず、血流が滞ってむくんでしまうのです。

そうした状態で日中を過ごした人が、就寝時に横になって休んでいると、下半身にたまっていた水分が全身に循環し始めます。そして夜中になって、「おしっこをしたい」と夜間頻尿が起こりやすくなるというわけです。

ふくらはぎは第二の心臓といわれるほど大切なところ。下半身の筋肉はちゃんと鍛えておくことを心がけたいものです。

そもそもむくみが常にある状態は普通ではないので、積極的に改善していきましょう。詳しくは3章で解説しています。

膀胱にある「冷えセンサー」も関連

身体には「冷えをとらえるセンサー」が備わっています。冷感を感知して、寒さを感じたら毛穴を閉じて鳥肌を立てるなど、自動的に体温調整をしています。

そのセンサーの多くは皮膚にあるのですが、実は膀胱の中にも存在しています。

下半身が冷えてくると、膀胱の冷えセンサーが冷感をキャッチして過敏に反応し、尿道括約筋をゆるませるため、おしっこがしたくなるといわれています。

昔の人の「お腹は温めなさい」というのは、間違っていないのですよね。尿トラブルを防ぐためにも、冷えは積極的に解消するに越したことはありません。

尿の量を減らす「抗利尿ホルモン」

ご高齢の方が夜間頻尿になりやすい原因のひとつに、おしっこをためておく働きをするホルモン「抗利尿ホルモン」の分泌低下があります。このホルモンの働きが落ちてくると、尿の量を減らせなくなって、夜トイレに行きたくなります。

若い世代は夜間も抗利尿ホルモンが正常に分泌されているので、トイレに行かずにぐっすりと寝ていられるのです。

「もう若くないから……夜中のおしっこは当たり前でしょう」

確かに加齢とともに尿トラブルは増えていきますが、諦めてしまう前に、2章、3章を参考にして、自分でやれることを積極的に試したり、病院で診察を受けたりしてください。

「解決できると思わなかった！」

「もっと早く診てもらえばよかった！」

という患者さんは実はとても多いのですよ。

「尿もれパッド」を使うときの注意点

夜間頻尿の方が、大きめの「尿もれパッド」をおむつ代わりにつけて就寝するのには、注意が必要です。本来、夜間頻尿は普通の状態ではないので、「尿もれパッドをつけているから気にしない」というふうに考えて夜間頻尿を諦めず、何かしら改善の努力をしたり、医療機関に相談したりしてもらいたいと思います。

尿もれで尿パッドを用いる場合、生理用ナプキンと同じ感覚でいいでしょう。皮ふがかぶれないように、汚れていなくても、長時間つけっぱなしにはせず、取り替えるようにします。

尿もれを心配するあまり、四六時中尿もれパッドをつけていると、むれやすくなっておものが増えることもあるので、なるべくつける時間は減らせるといいですね。

蒸れにくい下着を選ぶなどの工夫もしましょう。

「便もれ」に悩む人も増えている！

便もれは、「自分の意思とは関係なく、トイレ以外の場所で便がもれてしまう」ことです。尿もれと同じで、生死に関わる重篤な病気ではありませんが、便をもらすことは自尊心を深く傷つけるので、深刻な問題です。

直腸の感覚の衰えなどさまざまな原因がありますが、「骨盤底筋」の衰えや「肛門括約筋」の衰えも大きな要因で、尿もれを起こしている人は、便もれを起こす確率も高くなります。

コツコツと骨盤底筋を鍛えていくことで改善される場合もありますし、薬物治療や外科的治療もあります。

「尿もれは治療できても、便もれは無理だと思っていた」という人もいるのですが、そんなことはありませんので、諦めずに病院で診察を受けてください。

2章

栄養素から防ぐ 尿もれと頻尿

筋肉を保つ「マグネシウム」で尿トラブルを改善！

尿もれや頻尿に効くとされる代表的な栄養素は「マグネシウム」です。マグネシウムは身体にとって必要不可欠なミネラルの一種で、体内に20～30グラムあり、その約６割は骨や歯に含まれます。残りは筋肉、脳や神経に存在し、筋肉の収縮、神経情報の伝達、体温や血圧の調整にも役立っています。

筋肉の収縮に関わるマグネシウムには、「尿道括約筋」の収縮を調整する作用があるので、それが尿もれや頻尿の改善に役立つとされているのです。

マグネシウムが不足すると、骨や歯の形成に影響が出るほか、足がつったり、こむら返りになったりと筋肉のけいれんを引き起こします。

マグネシウムを多く含む代表的な食材は「銀杏《ぎんなん》」「菊芋」「山芋」です。

またむくみの防止や、血流促進によって冷えを解消する「シナモン」も、尿もれや頻尿を予防、改善するといわれる頼もしい食材。シナモンはお菓子作りなどでおなじみの、独特な甘い香りが特徴のスパイスです。

さらに尿もれや頻尿の改善のためには、女性ホルモン「エストロゲン」を補ってコラーゲンをしっかり合成できる身体に整える、「たんぱく質」「鉄」「ビタミンC」もバランスよく摂取する、といった食習慣も重要になってきます。

マグネシウムが豊富な「銀杏」「菊芋」「山芋」

マグネシウムを多く含む「銀杏」はイチョウの木の実で、昔から生薬として親しまれてきました。秋に旬を迎えますが、水煮の缶詰タイプは通年出回っています。

食べすぎると中毒を起こすので、１日10個が食べる量の目安です。

銀杏にはミネラルの一種で利尿作用のある「カリウム」も入っているので、夜の食事ではなく、昼の食事で食べるのがおすすめです。

「菊芋」は秋から冬に出回る野菜で、生のままでも食べることができます。

「山芋」も旬は秋から冬が旬で生食可能です。

菊芋には「天然のインスリン」という別名を持つ「イヌリン」が含まれ、血糖値の上昇をゆるやかにします。血糖値が高くなると糖分を薄めるために多尿になりがちですが、それを防止します。「イヌリン」は腸内細菌のうち善玉菌のエサとなるため、腸活にも役立ちます。腸内細菌と膣内の環境がリンクするとも考えられているので、積極的に腸活を行いたいところです。

また銀杏同様にカリウムも入っているので、できるだけ日中に食べるようにしましょう。

「シナモン」はむくみ防止、冷えの解消に効果的

「シナモン」は「桂皮」とも呼ばれ、生薬としてもよく使われる健康食材です。シナモンの「桂皮アルデヒド」という成分がむくみ防止や血流促進による冷えの解消によく効くといわれています。

白湯にシナモンスティックを入れてクルクルとかき混ぜ、成分を染み出させて飲むだけでOK。シナモンパウダーを混ぜてもかまいません。

摂りすぎはよくないので、1日2グラムまでにしましょう。

女性ホルモン「エストロゲン」を整える

女性ホルモン「エストロゲン」には、筋肉や骨のもとになる「コラーゲン」の合成を促進する働きがあります。

しかしエストロゲンのピークは20代。40代から急激に減少し、更年期世代はピーク時の半量になるといわれています。

そこで注目されているのが「エクオール」という、エストロゲンとよく似た働きをする成分。大豆製品などから腸内細菌によって作り出されるものです。

しかしこの成分は誰もが体内で十分に作り出せるわけではなく、個人差があります。日本人の場合は3分の2の人は作り出せません。簡単な尿検査でわかるので、1回調べてみたらいいと思います。

作れない人は、市販のサプリメントを活用するのがおすすめです。

ただしエストロゲンさえあれば、体内でコラーゲンを作れるわけではありません。たんぱく質（アミノ酸）、ビタミンC、鉄の力が加わって、初めてコラーゲンが体内生成されるのです。

筋肉を作る「たんぱく質」を摂ろう

三大栄養素のひとつである「たんぱく質」は、筋肉、臓器、皮膚などの身体づくりや、ホルモンなどの体調節機能のために欠かせません。

どんなに一生懸命に筋トレをしても、筋肉の材料になる栄養素・たんぱく質が足りていないと、筋肉は作り出せないのです。

ところが現在の日本人の1日あたりのたんぱく質摂取量は、戦後の1950年代とあまり変わらなくなりました。若い世代は、お昼はカップラーメンだけ、お菓子だけと手軽に済ませる人も多く、たんぱく質は足りていない印象です。

毎日の食事でしっかりたんぱく質を摂りましょう。

特に朝からしっかり摂取したい栄養素です。パンとコーヒーだけの朝ごはんは、たんぱく質がまったく含まれないため、昔ながらの日本の和食の朝ごはんがおすすめです。

たんぱく質は筋肉だけでなく、精神面にも大きく関わってきます。

幸せホルモンといわれる「セロトニン」はたんぱく質から生成するので、不足すると気分が落ち込みがちなうつ状態になることもあります。満たされないので、代わりに甘いものを食べて、一時的に幸せを感じようとしがちです。

また睡眠を調整するホルモンである「メラトニン」はセロトニンから作られるため、たんぱく質が不足すると睡眠障害を起こしやすくなります。

【たんぱく質を多く含む食材】

・鶏ささみ　・鶏むね　・豚の赤身　・牛の赤身　・まぐろ　・かつお　・かじき

「鉄」は足りていますか？

鉄分が不足して貧血になると、心臓に供給される酸素の量が不足します。酸欠状態になった心臓のポンプ機能は低下し、血液の巡りが悪くなると、とたんにむくみやすくなります。

女性には生理があるので、毎月約30ミリグラムの鉄が失われていて、成人女性の4人に1

人は鉄分不足、貧血気味だといわれています。

外国人に比べて日本人には貧血が多いのですが、それにはからくりがあって、他の国は、鉄分を強化した小麦粉などを販売していますが、日本はほとんどなされていないのです。ですから私たちは意識して鉄を含む食材を摂る必要があります。

また鉄が不足すると、筋肉の中の鉄分も減るので、筋力低下といった症状も起こります。

鉄には、肉や魚に含まれる「ヘム鉄」と、野菜などに含まれる「非ヘム鉄」があります。ヘム鉄は非ヘム鉄よりも吸収率が高いのです。

またたんぱく質やビタミンCを一緒に摂ると、鉄を吸収しやすくなります。


【鉄を多く含む食材】
・豚レバー　・鶏レバー　・鶏ハツ　・赤貝　・牛レバー
・牛ヒレ肉　・砂肝　・いわし　・まぐろ

エネルギー代謝に欠かせない「ビタミンB群」

三大栄養素からエネルギーを作り出す際、「ビタミンB群」は欠かせません。ビタミンB群が不足すると、糖質、脂質、たんぱく質をエネルギーとして利用できずにパワー不足になり、食べたものは脂肪になって蓄えられます。

ビタミンB群は水溶性のビタミンなので、身体にたまりにくく、一度にたくさん摂取しても尿の中に排出されます。

頻尿（特に多尿の場合）になると、尿の量が増える分、ビタミンB群の排出が増えて不足しがちになるので、毎日摂るのが理想です。

【ビタミンB群を多く含む食材】

・肉類　・精製度の低い穀物

私が作った「プロテイン飲料」

「プロテイン飲料」は、食事でたんぱく質が足りないなら、摂ったほうがいいと思います。基本的には1日1杯でOK。飲みすぎると、代謝しきれない分は脂肪になってしまうので注意が必要です。

ご高齢になって、「お肉を食べられなくなった」という方は、プロテイン飲料を補助的に飲んだほうがいいかもしれませんね。

市販品を選ぶときは、「人工甘味料」「香料」といった添加物がなるべく少なめなものがおすすめです。体の中で炎症を起こしやすくする「植物油脂」も避けたいところ。植物油脂は「クリーニングパウダー」と名称が変わって掲載されていることもあります。

私もプロテイン飲料を飲んでいるので、自分で作ってみました。「メディカルプロテイン」という名称の植物性プロテインです。ココア、ほうじ茶、抹茶、きなこなどのフレーバーがありますが、人工甘味料は使用していません。

3章

少しの運動で尿トラブルを予防する

1 基本・肺の上部に酸素を入れる

運動して筋肉を鍛える前に、正しい呼吸法を覚えて身体を整えておきましょう。

最初は息を吐くことからスタートです。

口からフーッとゆっくり吐いて、全部を吐ききるようにします。呼吸が浅い人だと10秒も吐かないうちに、すぐ吸いたくなります。そうすると肋骨が締まりません。息を吐ききって、肋骨を完全に締めることが大事なのです。しっかり吐ききることができれば勝手に締まりますが、最初のうちは肋骨の動きを意識しながらやってみるといいでしょう。それで呼吸の第一ステップはＯＫ。

本来、肺全体に空気を行き渡らせたいのですが、猫背や肩こりの人は、肺の上部に空気が入っていきません。かたまっているからです。

ですから次は、片方の肺の上部も含めて全体に入れる練習をします。

入れる片方の肺を手で押さえて、意識的に呼吸をします。片方ずつ繰り返すとできるようになり、肩まわりの柔軟性も一気に取り戻せます。

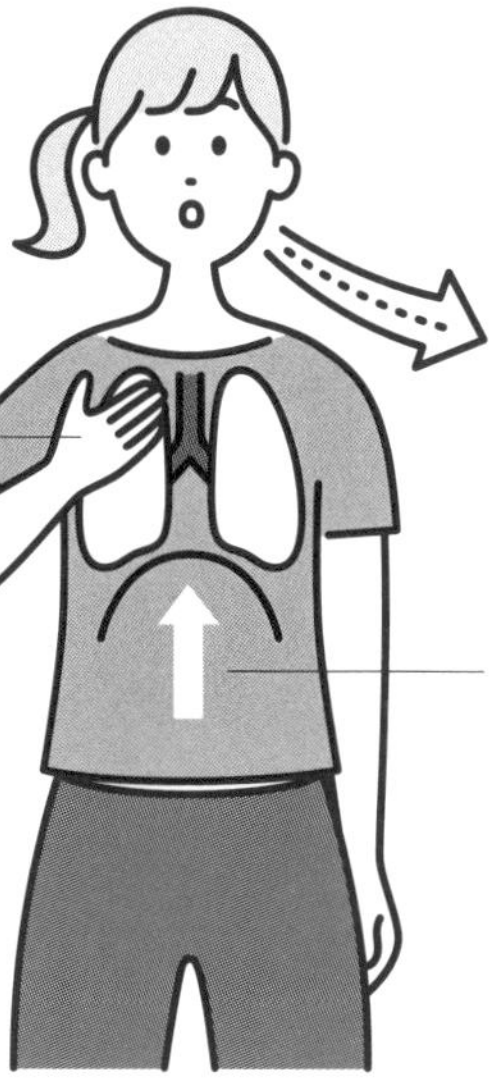

空気を入れる片方の肺の上部を手で押さえる
吐ききると、肋骨が完全に締まる

1 口から10秒かけて息を吐ききる。

2 10秒、息を止める。

3 鼻から10秒かけて息を吸う。もう片方の肺も同様に行う。

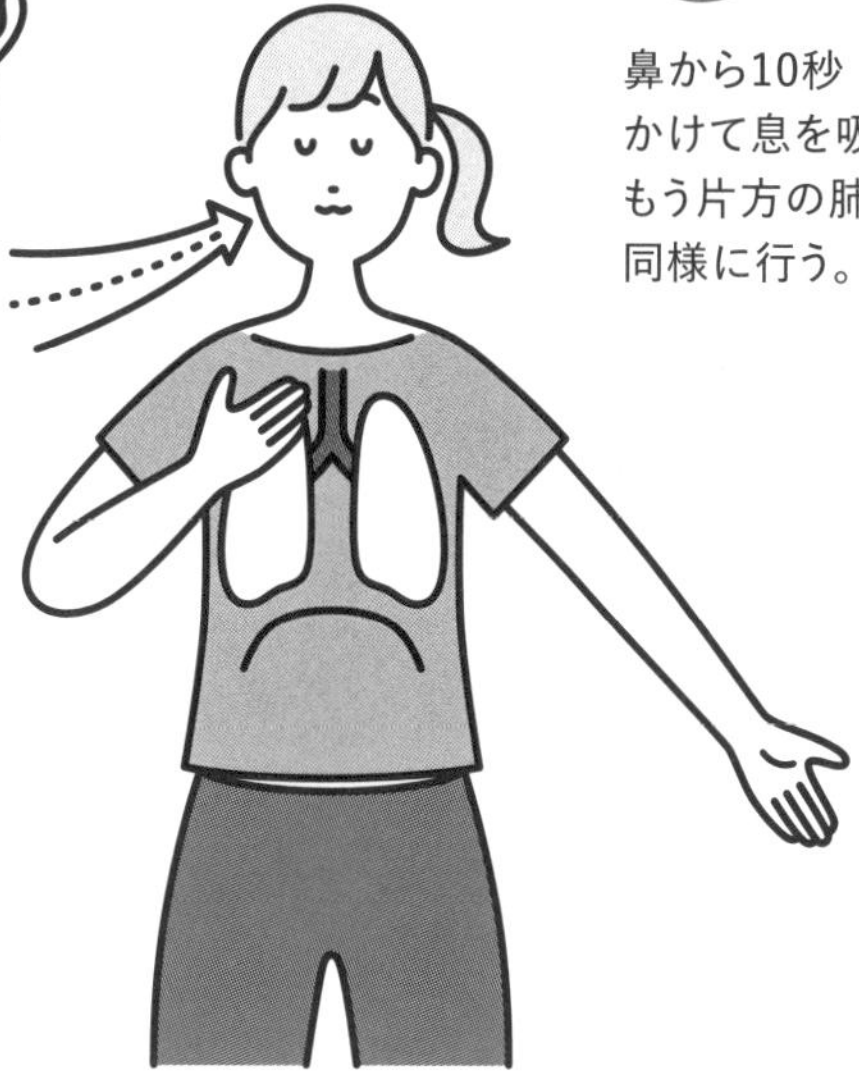

— 回数の目安 —

1日3セット（1セット・10回）

できるようになったら、4～5セットと回数を増やそう！

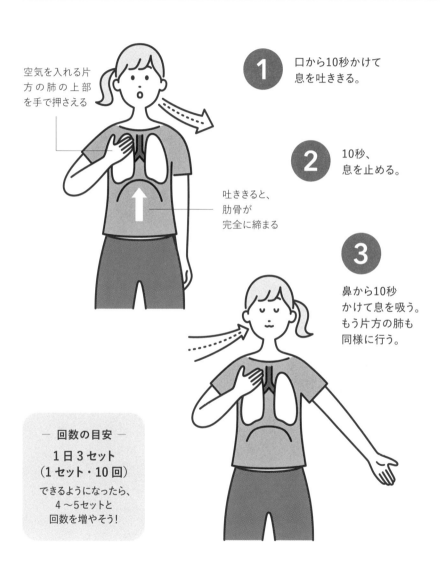

2 基本・肺の背中側に酸素を入れる

呼吸は随意的にも不随意的にもできますが、意識しなくても常に正しい呼吸法ができるようになる練習をしましょう。

息を吐くときに肋骨をしっかり締めていくことが大事なので、自然とそうなる体勢になって、肋骨を締めることを意識せずに呼吸の練習をします。続けていくと、やがて無意識のうちに肋骨を締める正しい呼吸ができるようになります。

両手を前に開いて背中をちょっと丸め、壁を押すイメージで呼吸をします。背中を丸めると肋骨が開かないのです。

その体勢で息を吸うと、酸素は肺の上部ではなく背中側に入ります。

今までに経験のない呼吸の仕方なので、少し難しいかもしれませんが、この呼吸法をするだけで、背中の強張りがほぐれ、尿もれや頻尿の予防にもなります。

1 口から5秒かけて
息を吐ききる。

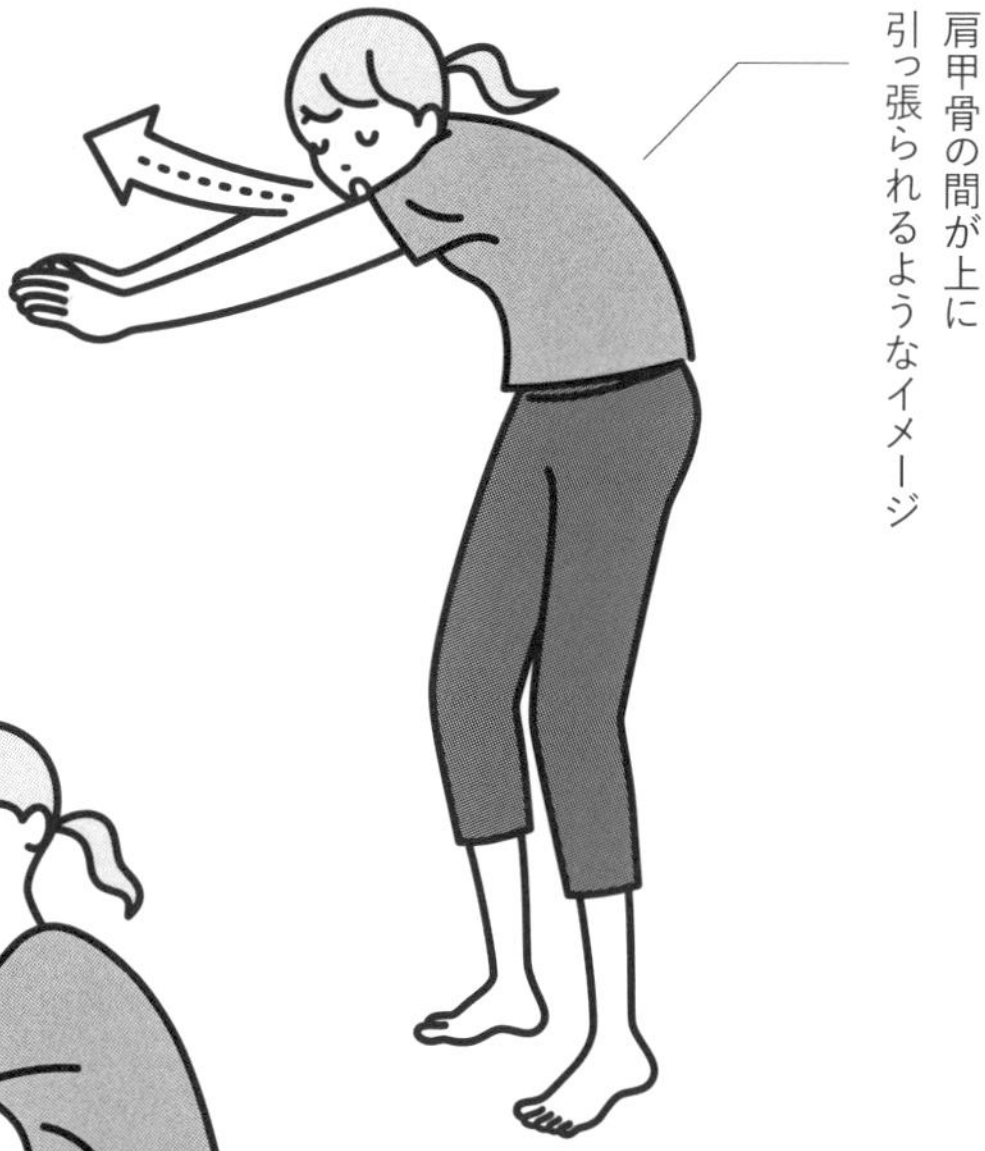
肩甲骨の間が上に
引っ張られるようなイメージ

2 5秒、息を止める。

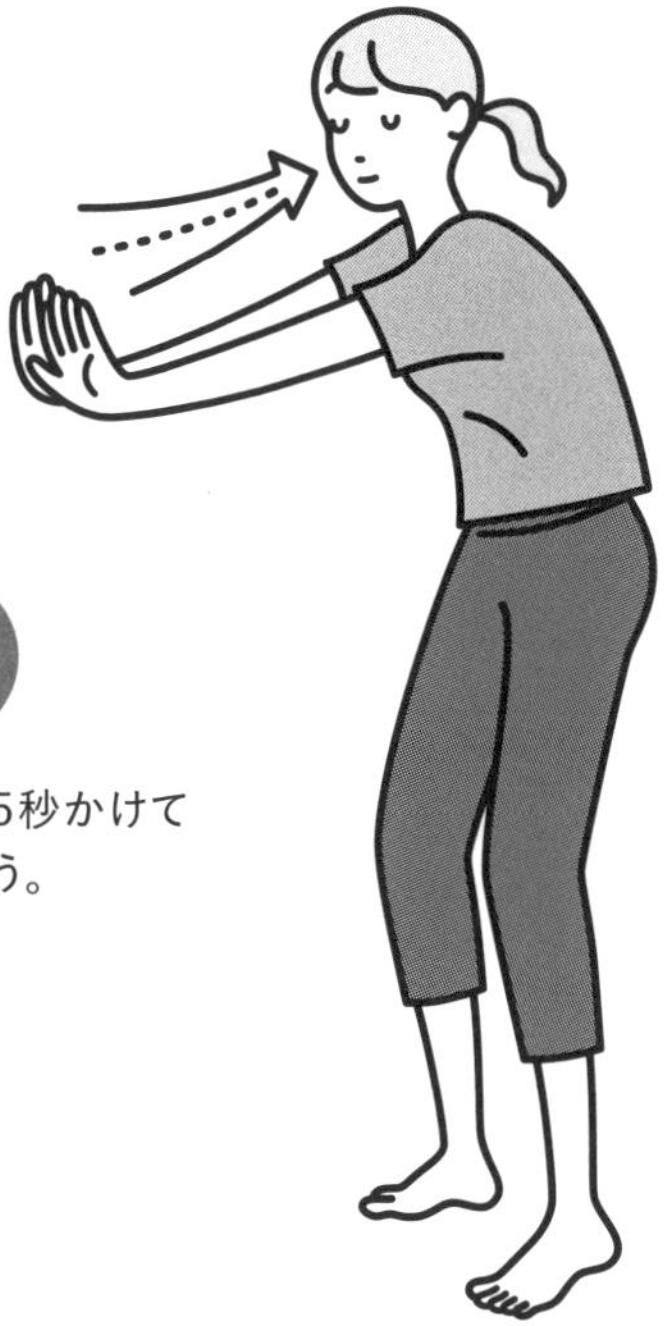

3 鼻から5秒かけて
息を吸う。

— **回数の目安** —

1日3セット
(1セット・10回)

できるようになったら、
4～5セットと
回数を増やそう!

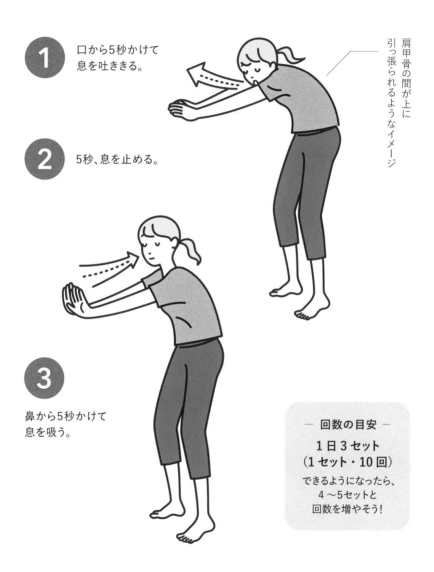

3 応用・スクワットしながら

結構難しいかもしれませんが、②の呼吸法をしながら、スクワットの動作を加えてみましょう。

私たちは絶えず動いているので、動きながら正しい呼吸ができるようになるのが理想だからです。

スクワットは無理のない範囲でかまいません。あくまで呼吸の練習で、筋トレのスクワットではないのでフォームは気にせずに。

繰り返して練習するとできるようになります。

酸素が身体全体に巡るので、身体の末端の冷えが解消され、日々の生活がぐんとラクになります。

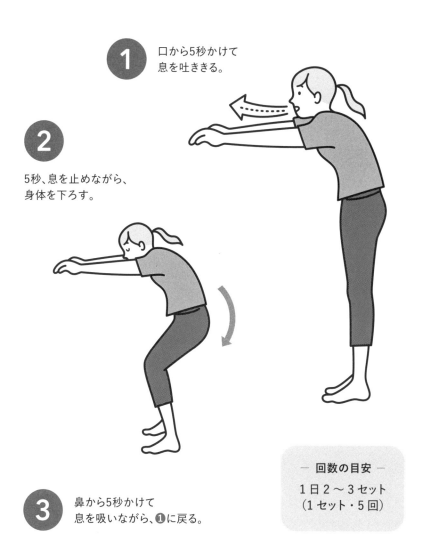

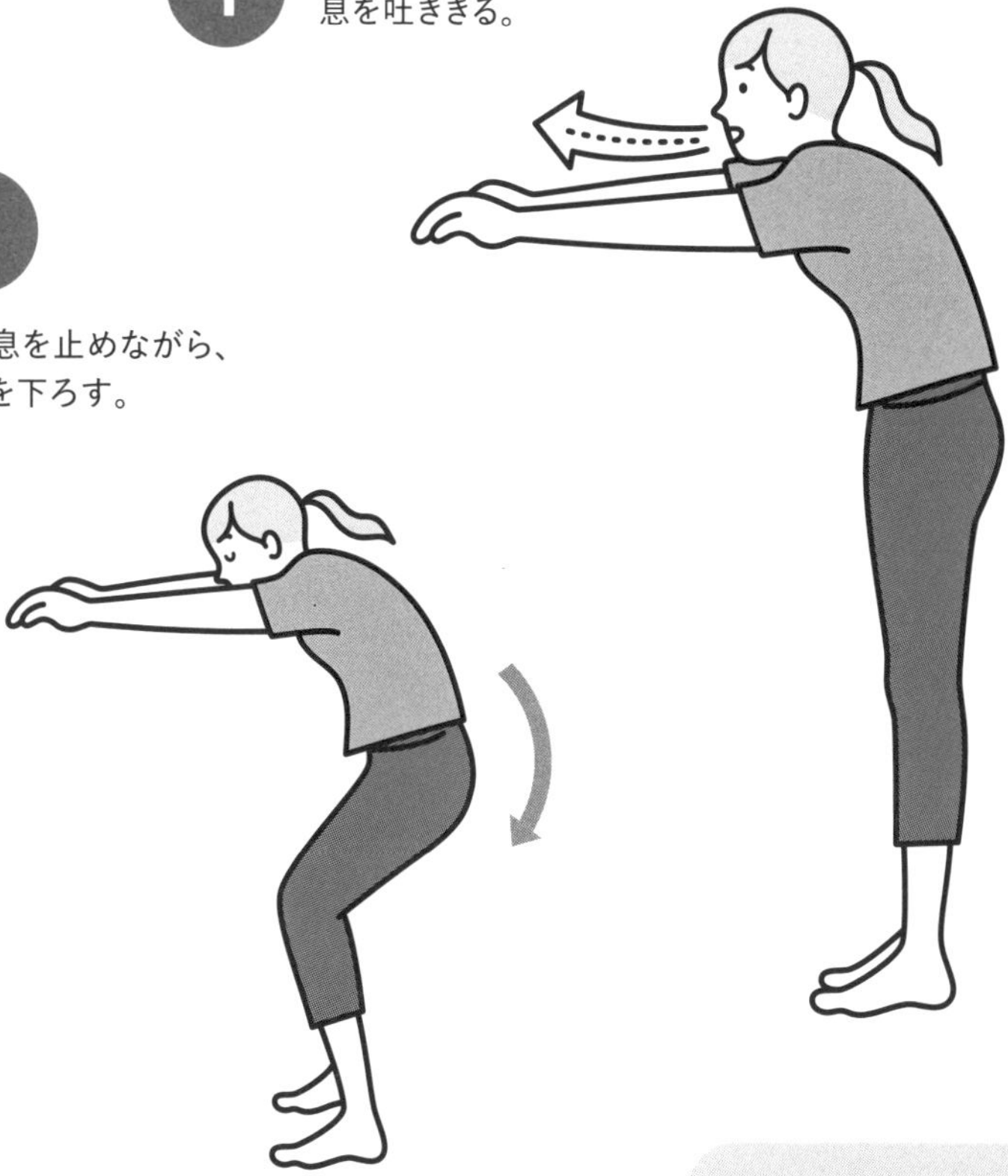

❶ 口から5秒かけて息を吐ききる。

❷ 5秒、息を止めながら、身体を下ろす。

❸ 鼻から5秒かけて息を吸いながら、❶に戻る。

— 回数の目安 —
1日2～3セット
（1セット・5回）

1 ボールで股関節まわりの筋肉をほぐす

股関節には骨盤底筋を刺激する働きがあるので、股関節まわりの筋肉がかたまっていると、骨盤底筋の働きも低下すると考えられています。

股関節まわりの、お尻、腿裏、腿前の筋肉をほぐしていきましょう！

ガチガチにかたまっている人は、ボールを用いてほぐすことから始めます。

市販されている専用のマッサージボールのほか、ソフトボール、ラクロスボールでもかまいません。ゴルフボール、テニスボールだとちょっと小さいので、それ以上の大きさは欲しいところです。

座ったりうつ伏せになったりして、お尻、腿裏、腿前の下にボールを入れて、グリグリとほぐします。痛い人は、ボールの上に乗っかっているだけでも効果があります。お尻にはたくさんの筋肉があるので、人によって痛いところがまったく違います。1分ほど続けているとかなりほぐれてきますが、時間を目安にするというより、痛みが軽減してきたら終了してＯＫです。

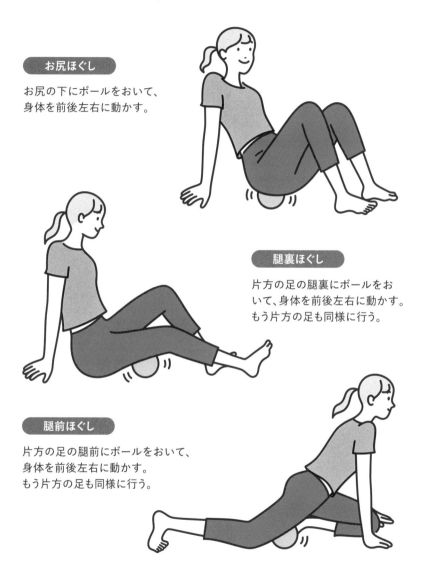

お尻ほぐし

お尻の下にボールをおいて、
身体を前後左右に動かす。

腿裏ほぐし

片方の足の腿裏にボールをおいて、身体を前後左右に動かす。
もう片方の足も同様に行う。

腿前ほぐし

片方の足の腿前にボールをおいて、
身体を前後左右に動かす。
もう片方の足も同様に行う。

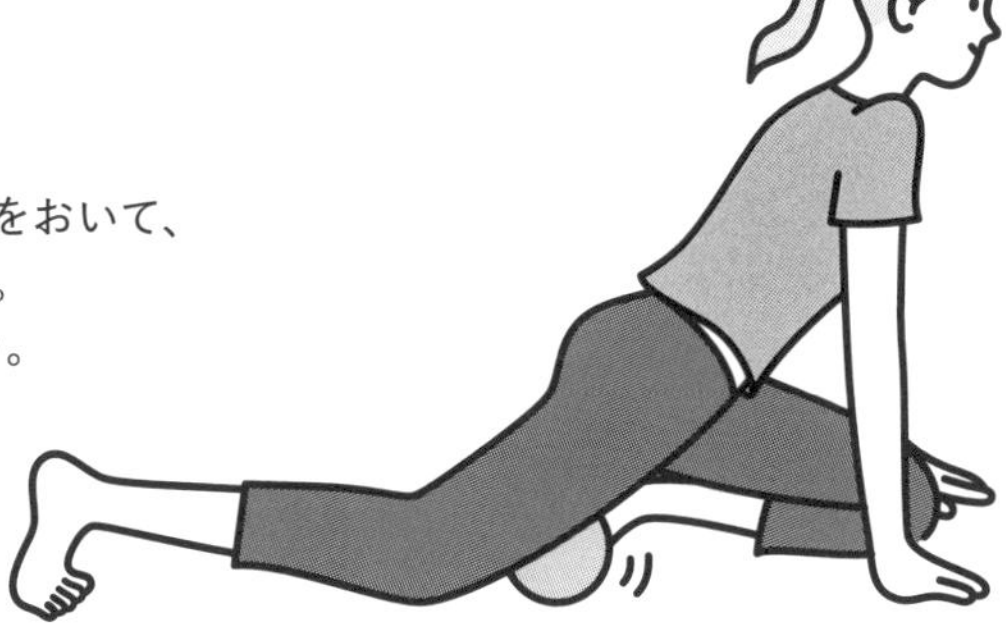

2 椅子に座ってお尻の筋肉を伸ばす

椅子に座って、お尻の筋肉を伸ばします。

姿勢よく腰掛けたら、片足を太腿の上に乗せます。

理想は膝が床と平行になるような体勢ですが、股関節まわりがかたいと乗せられないので、その場合は足を前に出して、太腿の位置を低くしましょう。

その体勢のまま上体を前に倒します。

背中をまっすぐにして、おヘソを前に出すイメージです。お尻の筋肉がぐっと伸びていくのを感じられるはずです。

デスクワークの合間にちょこちょこやってもいいでしょう。

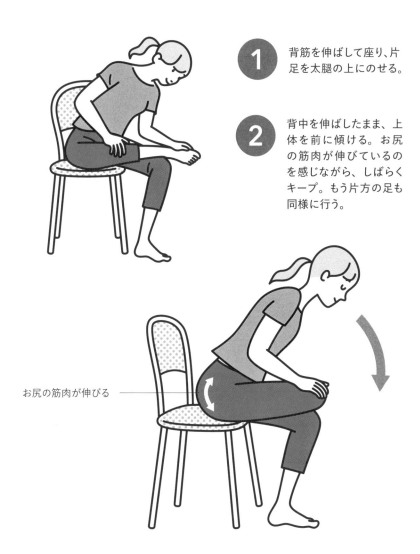

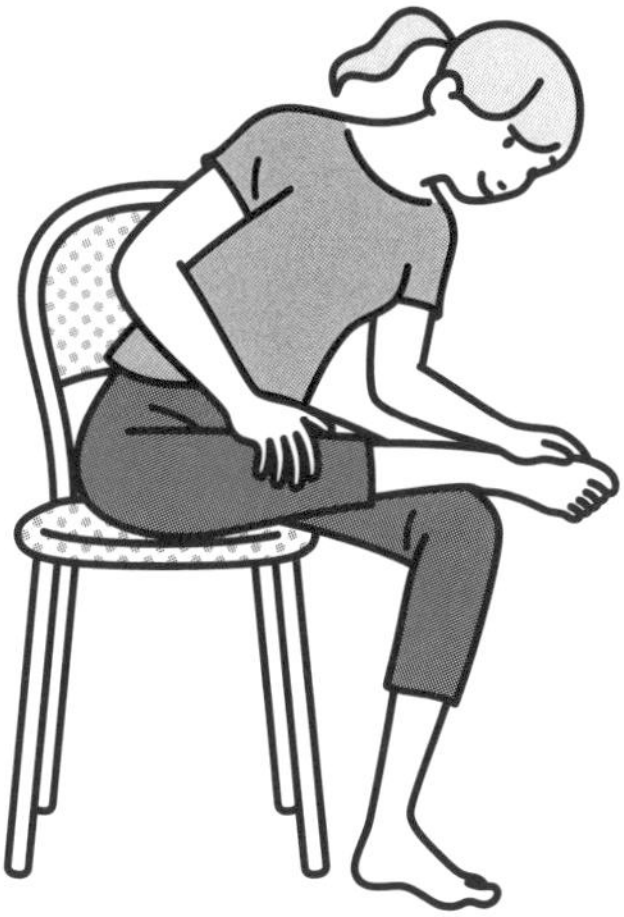

1 背筋を伸ばして座り、片足を太腿の上にのせる。

2 背中を伸ばしたまま、上体を前に傾ける。お尻の筋肉が伸びているのを感じながら、しばらくキープ。もう片方の足も同様に行う。

3 椅子に座って腿裏の筋肉を伸ばす

椅子に浅く座って、腿裏を伸ばします。

姿勢よく腰掛けたら、片足を前に出して腿裏を伸ばし、つま先を上げてかかとをつけ、上体を前に倒します。

背中をまっすぐにして、おヘソを前に出すイメージです。腿裏の筋肉がぐっと伸びていくのを感じられるはずです。

座ったときに腰が丸くなるのは、腿裏がかたくなっているのが原因のひとつですから、腿裏をボールでグリグリしてからやる流れが最適です。

これもお尻の筋肉を伸ばす体操（66ページ）と同様に、デスクワークの合間に気軽にできる体操です。

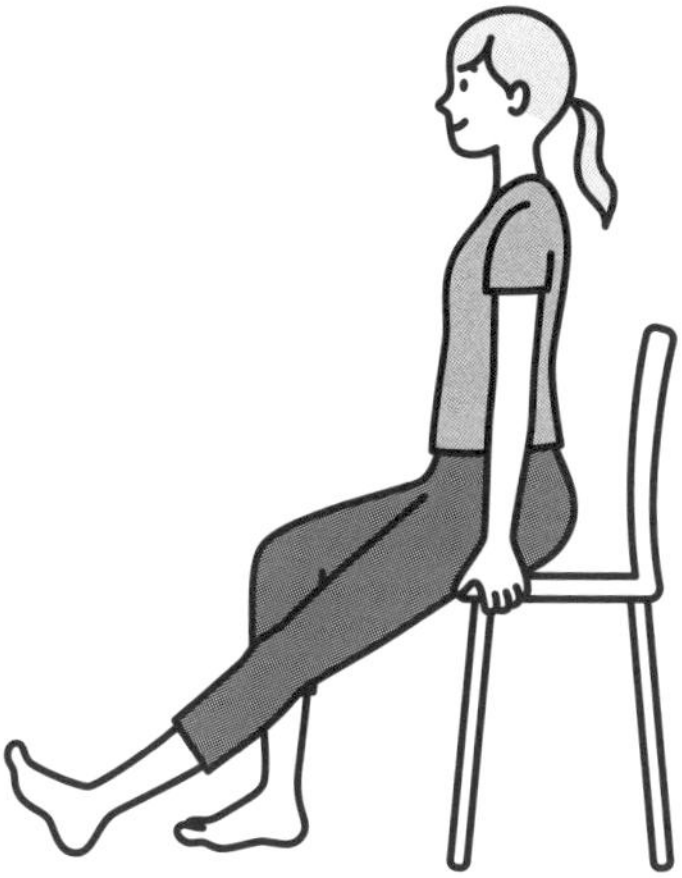

1

浅く座って背筋を伸ばし、片足を前に出す。

2

背中を伸ばしたまま、上体を前に傾ける。腿裏の筋肉が伸びているのを感じながら、しばらくキープ。もう片方の足も同様に行う。

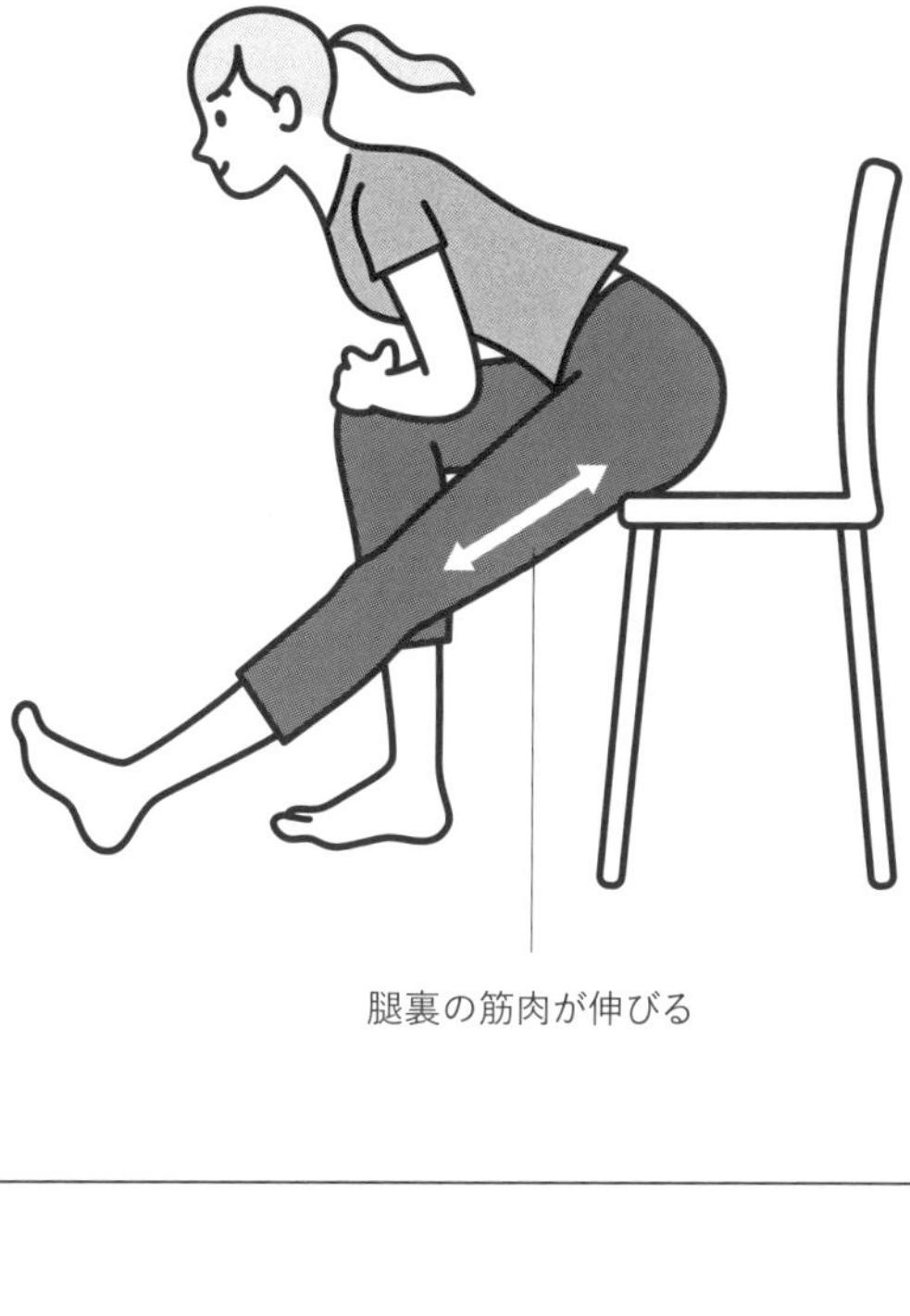

4 横になって腿前の筋肉を伸ばす

どちらかの肩を下にして、床に横になったら、、片足の足首を持って、膝を曲げられるところまで曲げ、そのまま太腿を後ろに引きます。

腿前を痛くない程度に伸ばします。このとき、腰が大きく反らないように注意しましょう。

ほとんどの人は正しい歩き方を習っていないため、腿前の筋肉を使って歩いているので、腿が太くなるのですね。本来、お尻の筋肉を使って歩くのが正しいのです。

お尻で歩くためにも、腿前のを伸ばして、かたくなっている筋肉をほぐしてあげましょう。

1 どちらかの肩を下にして、床にまっすぐ横になる。
下側の腕は好きな位置に。

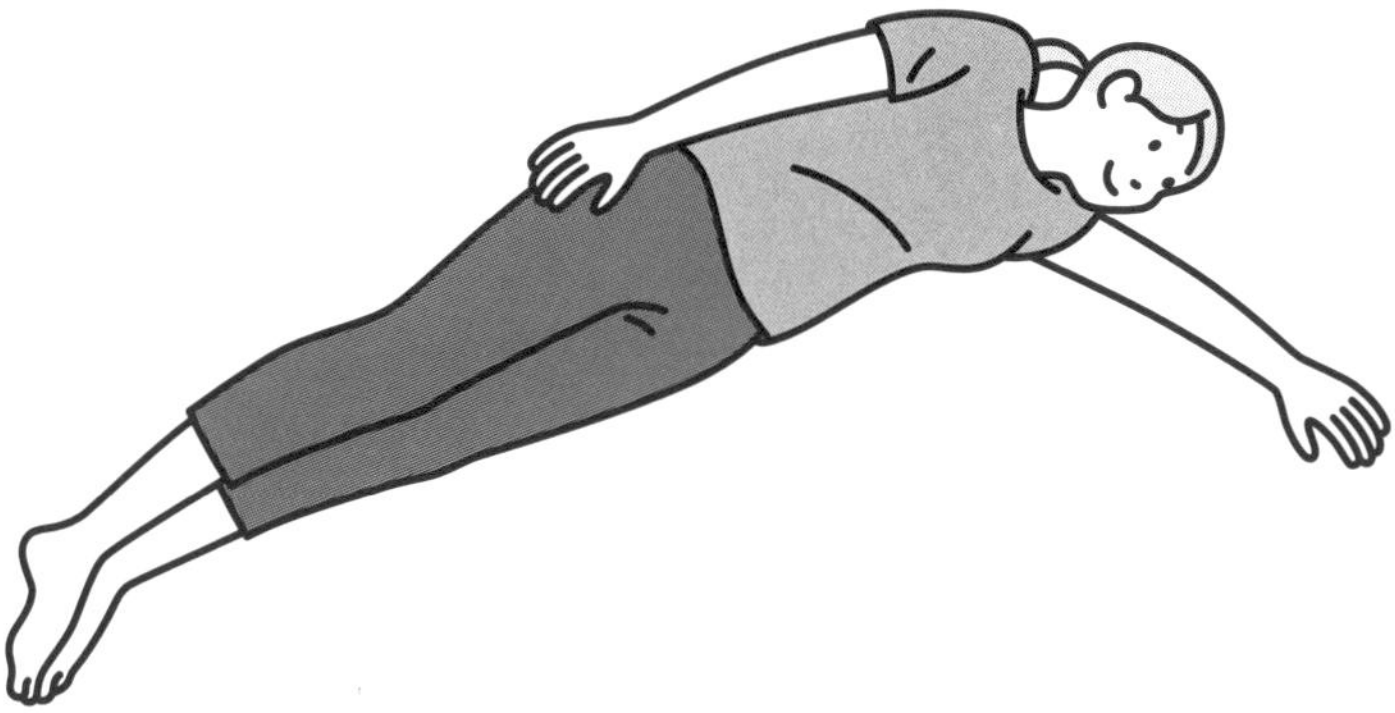

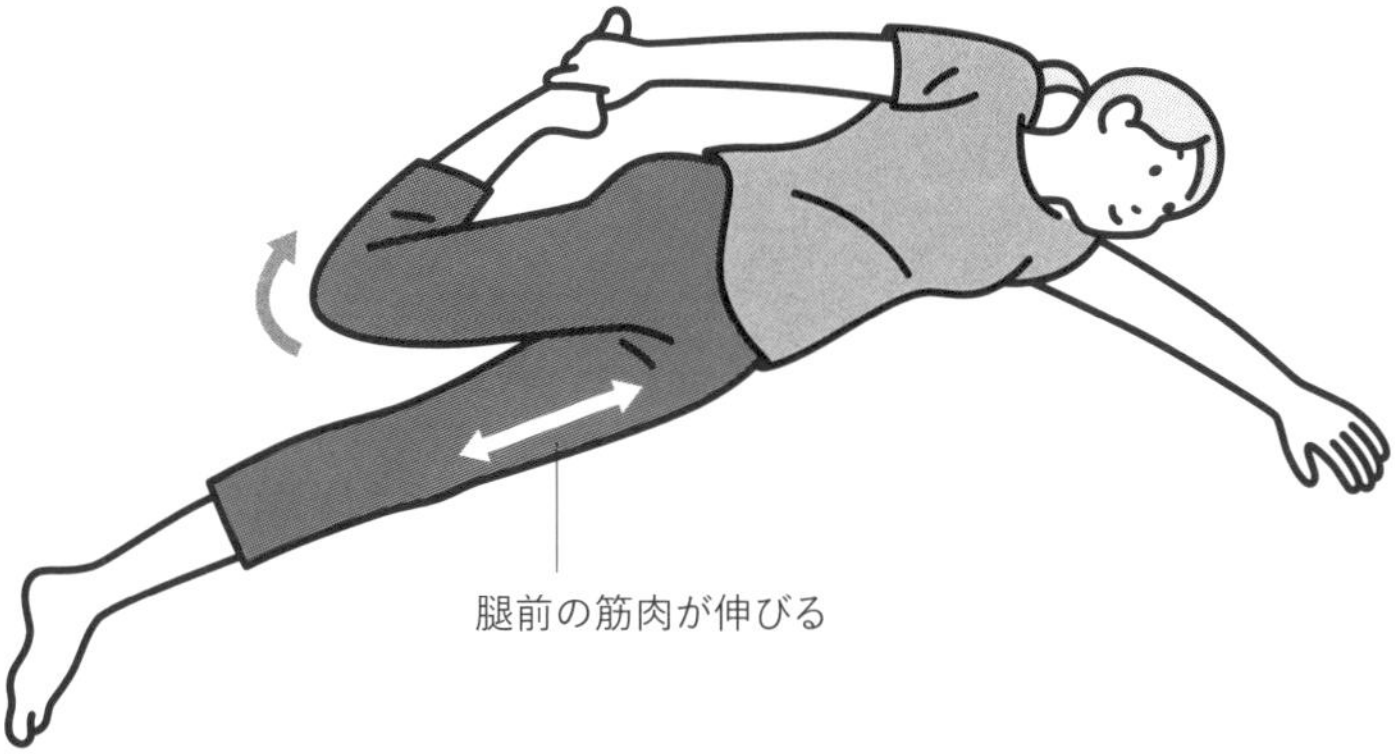

2 上側の足の足首をもち、痛くならない程度に膝を曲げていく。腿前の筋肉が伸びているのを感じながら、しばらくキープ。身体の向きを変え、もう片方の足も同様に行う。

5 横になってお尻全体の筋肉を鍛える体操

お尻は大きいので、いくつもの筋肉が集まっています。ですから、ひとつの運動ではなく、いろんな運動をしてまんべんなく鍛えたほうがいいのです。

床に横向きになり、身体はまっすぐのまま膝を軽く曲げ、片足の膝を上に開きます。これはお尻の真ん中の筋肉を鍛えます。

次は、膝と膝をつけないで、上げたり下げたりを繰り返します。最後は、膝を上げた状態のまましばらくキープ。そうするとお尻の上の筋肉が鍛えられます。

骨盤は地面に対して垂直のままで、開かないように注意します。

呼吸は特に意識しなくていいのですが、途中で止めないようにします。

続けていくとお尻が鍛えられて使いやすい状態になるので、お尻で歩けるようになるだけでなく、骨盤底筋も鍛えやすくなります。

1 横向きになり、
片方の足の膝を上に開く。

お尻の真ん中の
筋肉を鍛える

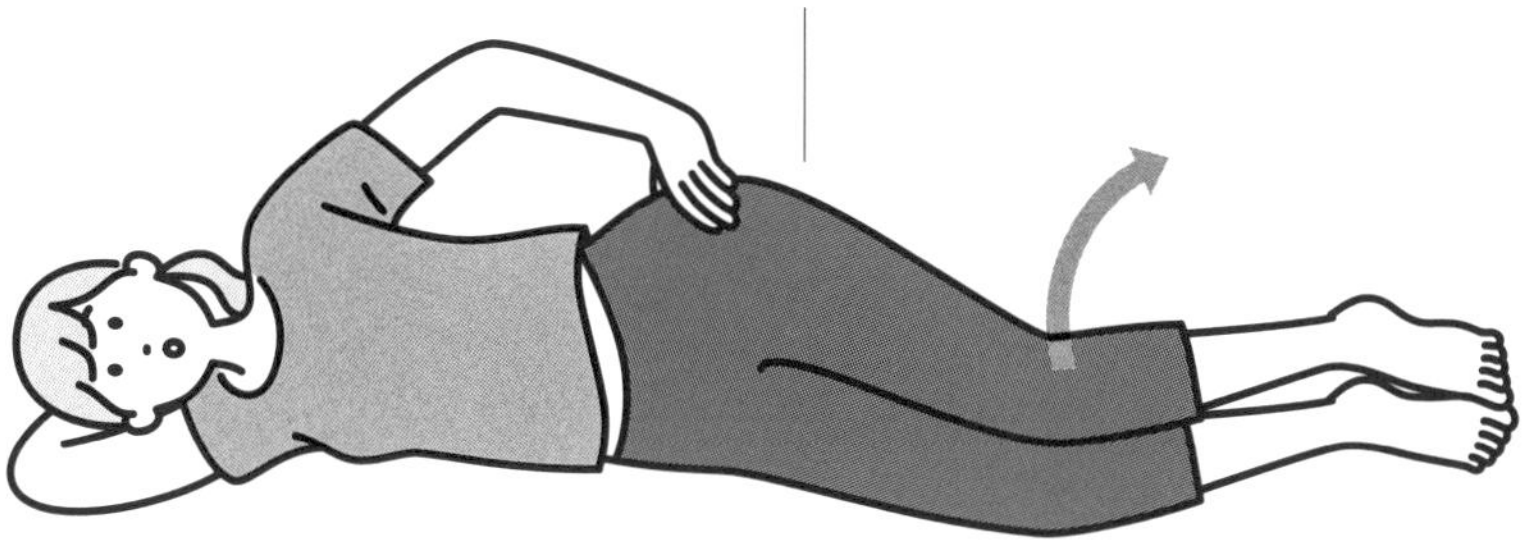

お尻の上の
筋肉を鍛える

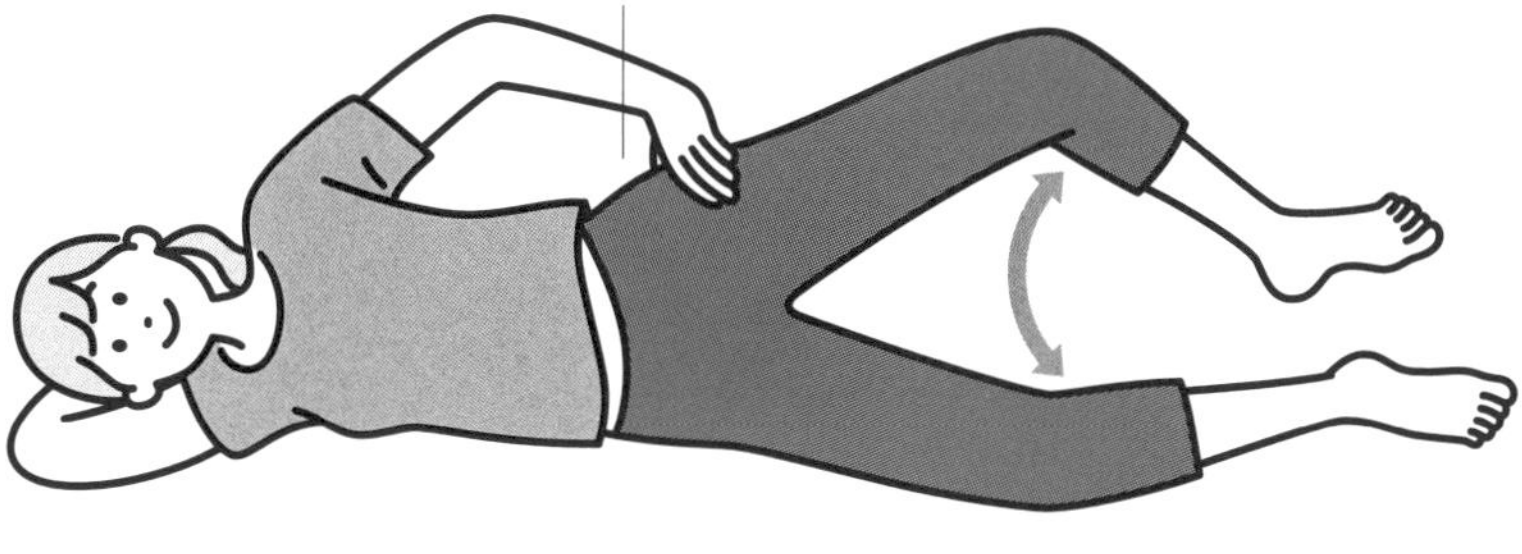

2 膝と膝をつけずに、片方の足の膝を
上げたり下げたりする。
最後に上げたまましばらくキープ。
もう片方の足も同様に行う。

— **回数の目安** —
1日3セット
(1セット・15回)

1 椅子に座って膝を閉じる

骨盤底筋のトレーニングは、尿トラブルの予防・改善に欠かせないので、生涯を通じて毎日コツコツと続けていきましょう。

まずは椅子に座っているとき、いつも膝を閉じておくことです。

「たったそれだけ？」

と怪訝に思われるかもしれませんが、膝を閉じ続けることは意外と難しく、開いたり、片足を組んだりして座っている人は結構多いものです。

筋力に自信がない人は、膝を閉じることで骨盤底筋を鍛える、この動作からスタートしましょう！

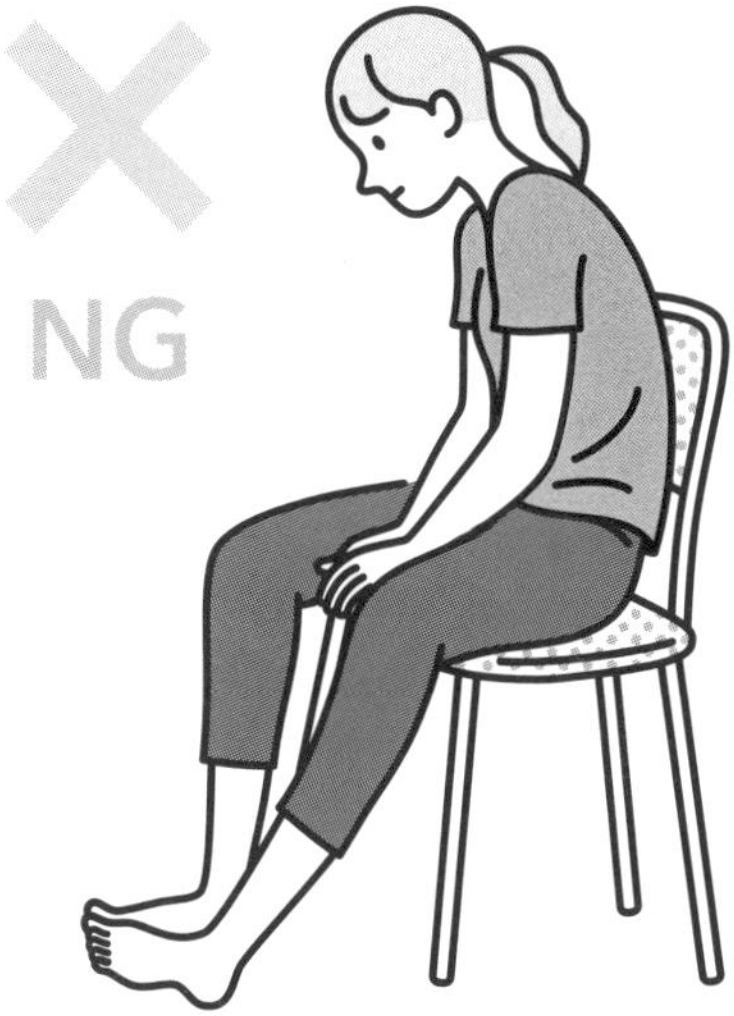

背もたれにもたれかかると、
膝を閉じるのが辛くなる。

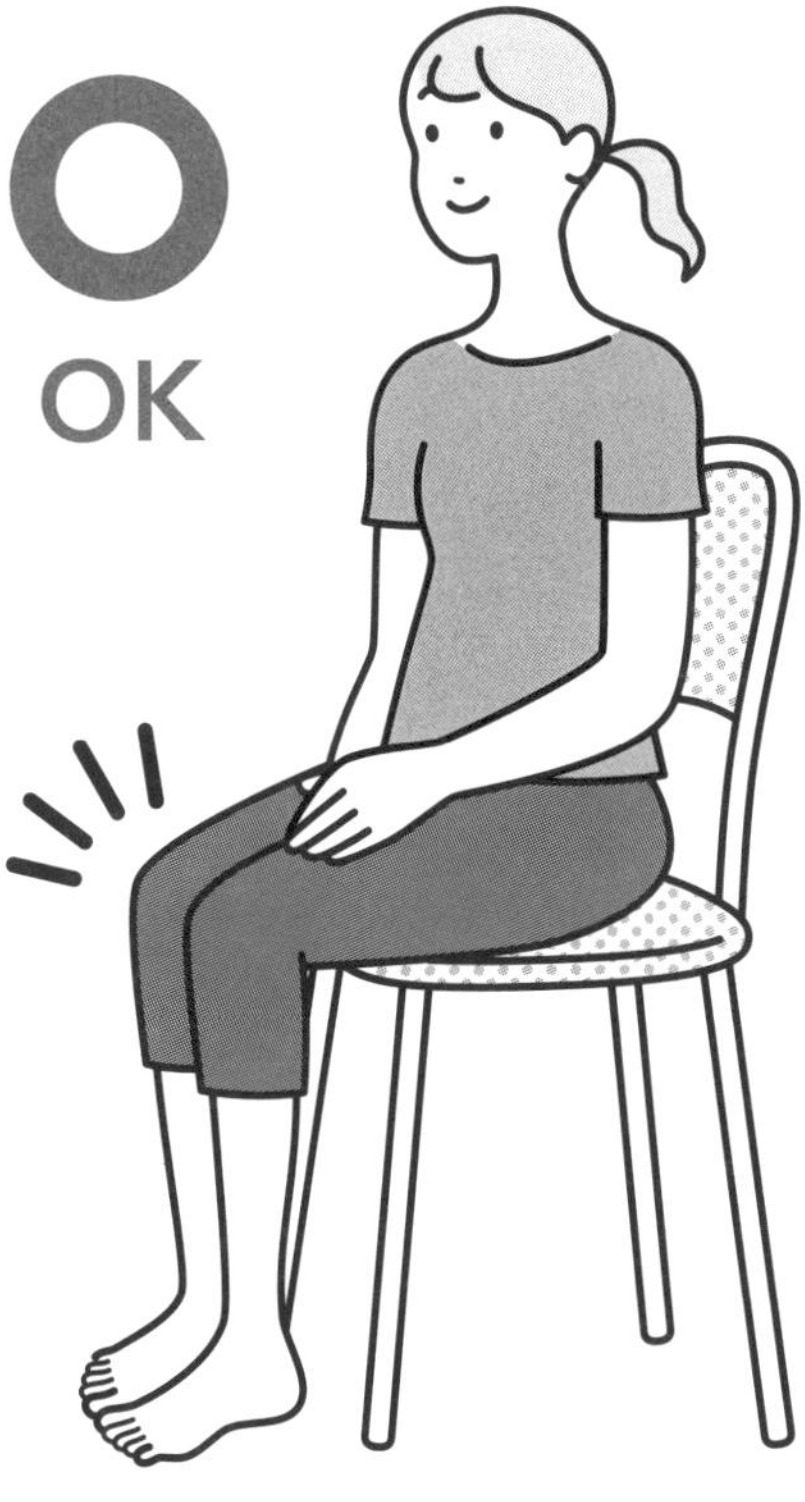

両膝をしっかり閉じて座る。背筋を伸ばし、骨盤を立てておくとさらによし！

2 膝にタオルをはさんでブリッジ運動

骨盤底筋は見える場所にないので意識するのが難しい筋肉ですが、効果的な運動を続けることで確実に強化されます。

次は、仰向けになって行うブリッジ運動（臀部挙上運動）です。

膝の間にタオルをはさんで両膝を深く曲げ、ゆっくりとお尻を持ち上げます。このとき、腰は反らないように気をつけましょう。5～10秒したら、今度はゆっくりとお尻を下ろします。

タオルは厚みがあったほうがいいので、グルグルとロール状に巻いてからはさみましょう。

1 仰向けになり、タオルをはさんで両膝を深く曲げる。

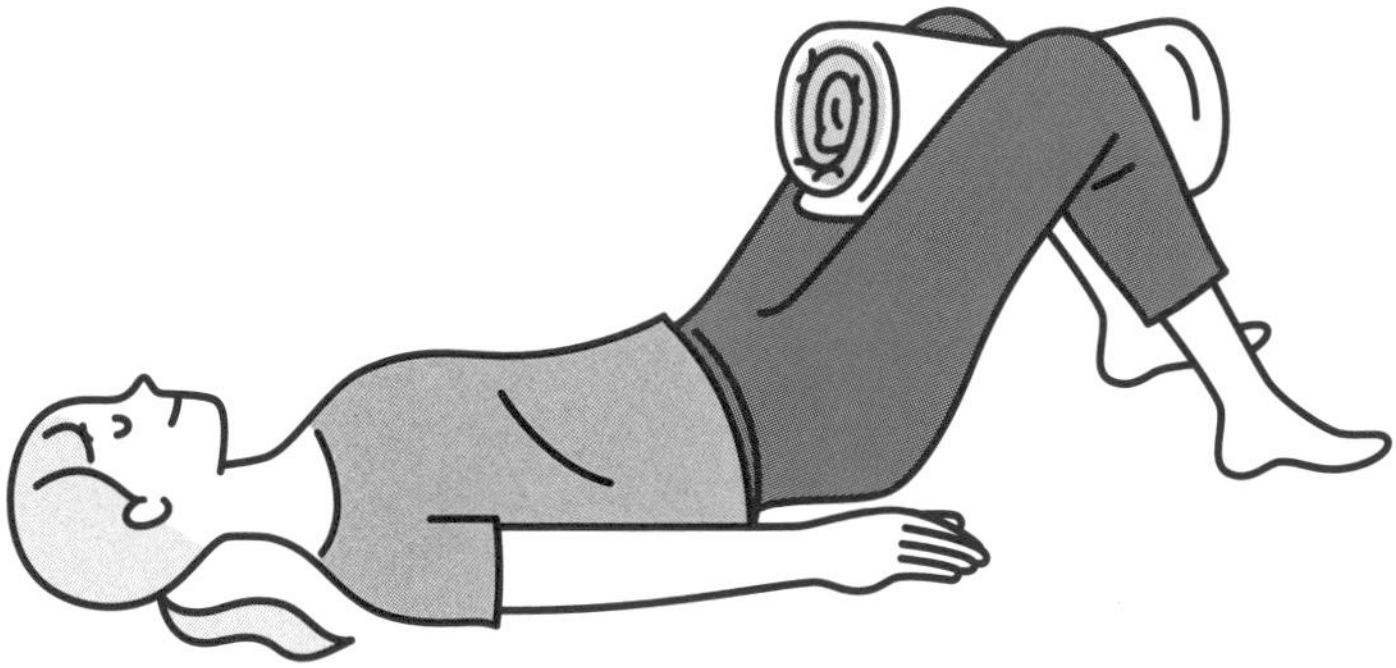

2 ゆっくりお尻を持ち上げる。
いちばん上まできたら、
しばらくキープ。
ゆっくりおろしていく。

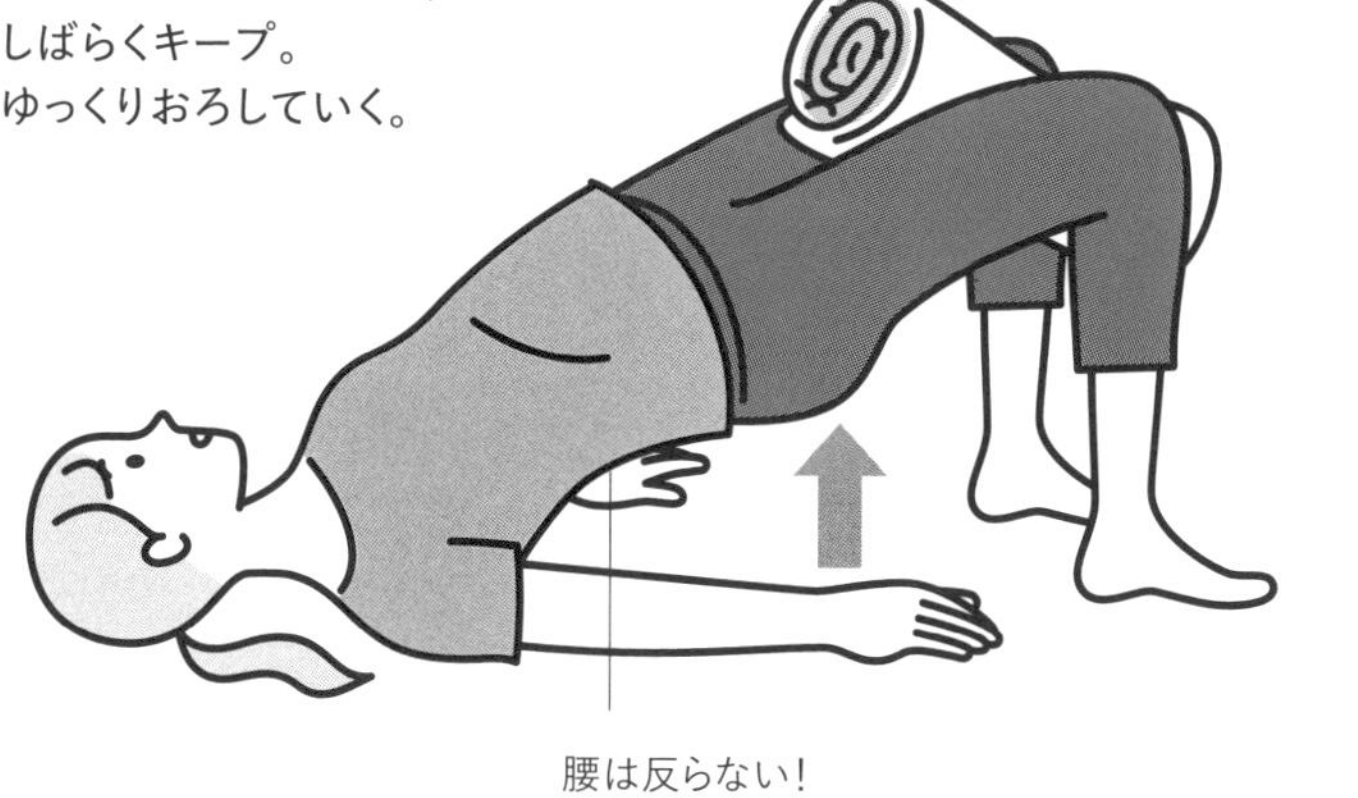

3 正座から膝立ちする

一般的に、立って運動するのは、かなりハードルが高いものです。ですから仰向けになってやるブリッジ運動の次は、だんだんと立ち上がっていくような、そんな態勢で行います。

最後は、リハビリテーションの訓練でおなじみの膝立ち（ニーリング）です。正座をして、そこからお尻を持ち上げて、膝で立ちます。

この膝で立つという姿勢は普段あまりやらないので、最初はきつく感じるかもしれませんが、骨盤底筋を刺激して鍛えてくれます。

膝立ちしたとき、腿前が痛くなるのはＮＧです。腿前の筋肉を伸ばすストレッチ（70ページ）からやり直しましょう。

しばらく続けて慣れてきたら、両手にペットボトルを持つなど、負荷をかけて行ってもいいでしょう。

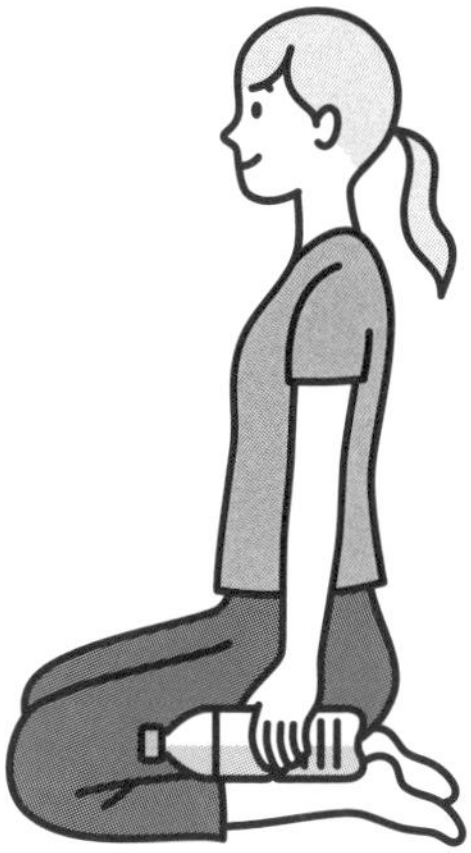

1

背筋を伸ばして正座する。
両手にペットボトルなどを
持ってもいい。

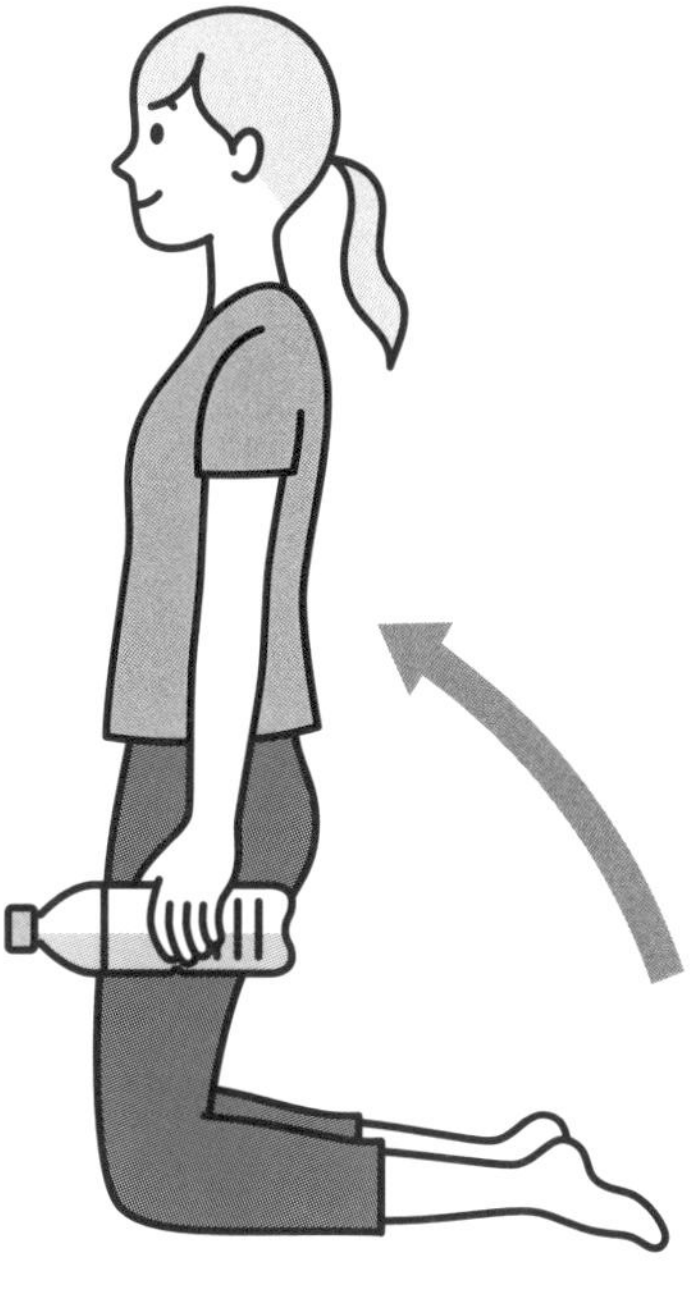

2

ゆっくりお尻を持ち上げる。
膝が直角に曲がったところ
で、しばらくキープ。ゆっ
くりおろしていく。

1 寝る前の足上げ

夜間頻尿の原因のひとつ、ふくらはぎのむくみを解消するために、寝る前、仰向けになって、壁を使って両足を上げます。2〜3分でかまいません。たったそれだけなのですが、ふくらはぎでパンパンに滞っていた血液やリンパ液が全身にめぐり始めます。

就寝直前の半分眠っているような状態でやると、夜間におしっこがしたくなる場合もあるので、眠る30分ほど前には終わらせて、一度トイレに行ってから寝るようにします。

足上げをやりながら呼吸法をするのもいいでしょう。健やかな入眠につながると思います。

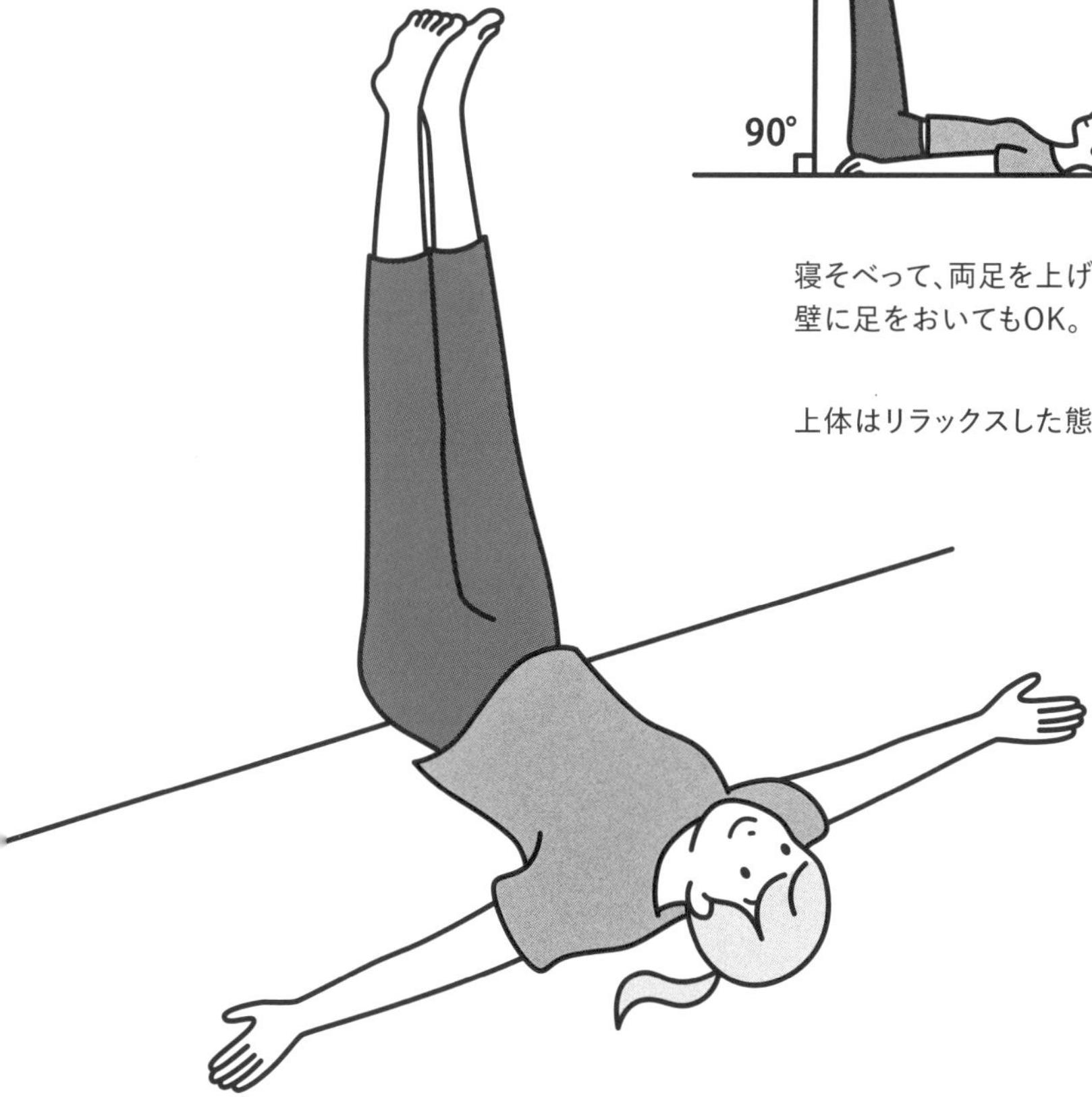

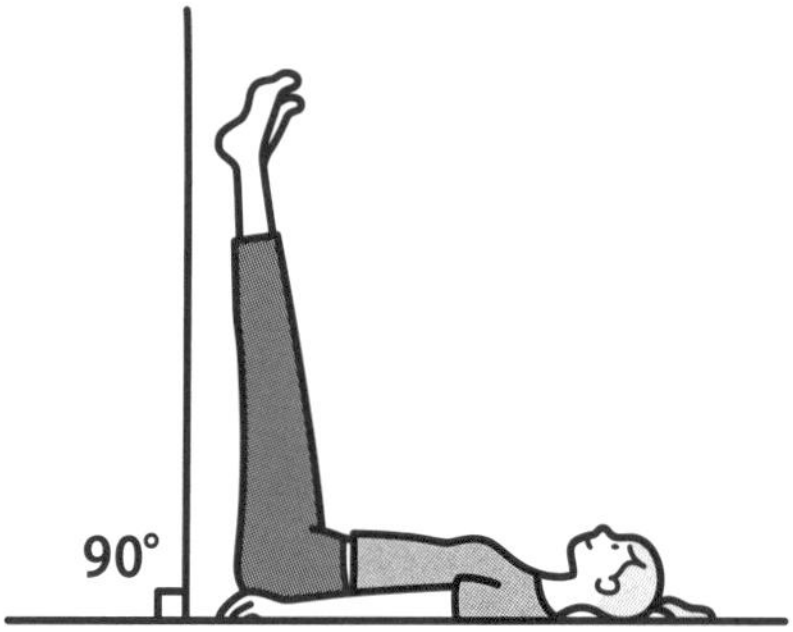

寝そべって、両足を上げる。
壁に足をおいてもOK。

上体はリラックスした態勢で。

2 立ってふくらはぎを伸ばすストレッチ

お風呂上がりなど身体がリラックスしている状態のとき、ふくらはぎのストレッチをするのはおすすめです。

伸ばしたいほうの足を後ろに下げ、壁に両手をついて押すようにして体重をかけたら、ゆっくりとふくらはぎを伸ばしていきます。

壁を押す動作を加えているのがポイントで、そうすることでかなりよく伸びるようになります。

できたら壁を押すときは息を吐きましょう。目安は片足1分ずつ。慣れたら、できるだけ長くやってみましょう。しばらく続けてみると、かなりの効果を感じられるはずです。

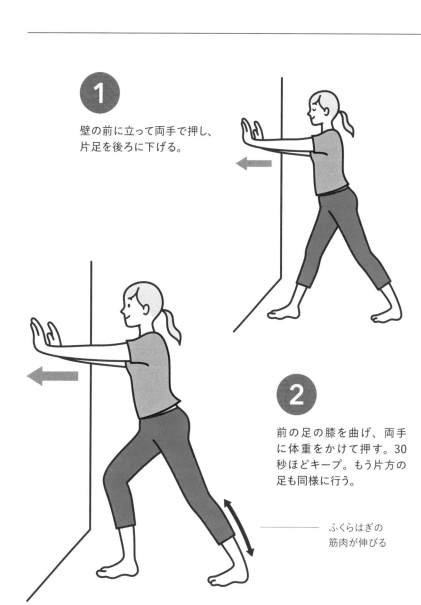

1

壁の前に立って両手で押し、
片足を後ろに下げる。

2

前の足の膝を曲げ、両手
に体重をかけて押す。30
秒ほどキープ。もう片方の
足も同様に行う。

3 カーフレイズでふくらはぎを鍛える

ふくらはぎを鍛えるのはカーフレイズしかありません。カーフレイズとは、ふくらはぎの筋肉を使って身体を上げ下げする運動です。

ふくらはぎを鍛えると、むくみ解消だけでなく、血流が促進されて冷えの解消にもつながります。冷えは尿トラブルに関係しているので、カーフレイズのメリットは計り知れません。

ふくらはぎはどんなに鍛えてもムキムキになりませんので、ご心配なく。遺伝的な要素が大きいので、見た目が大きく変化することはないでしょう。

1 足を肩幅程度に広げて立つ。

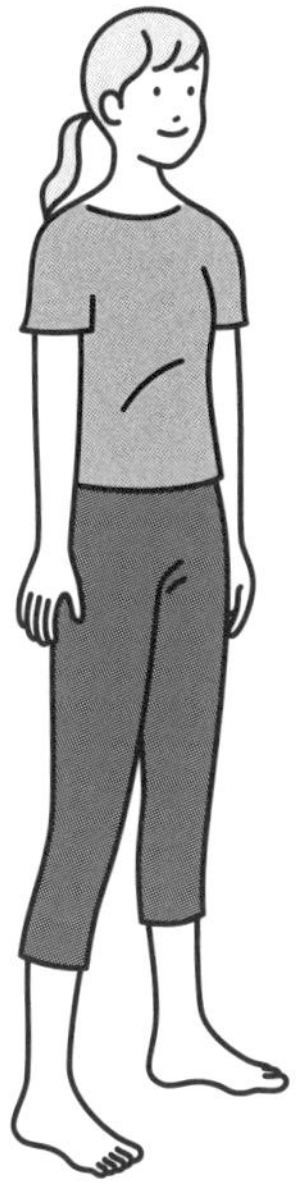

2 ゆっくりかかとを上げ、つま先で立ち、ゆっくりおろしていく。

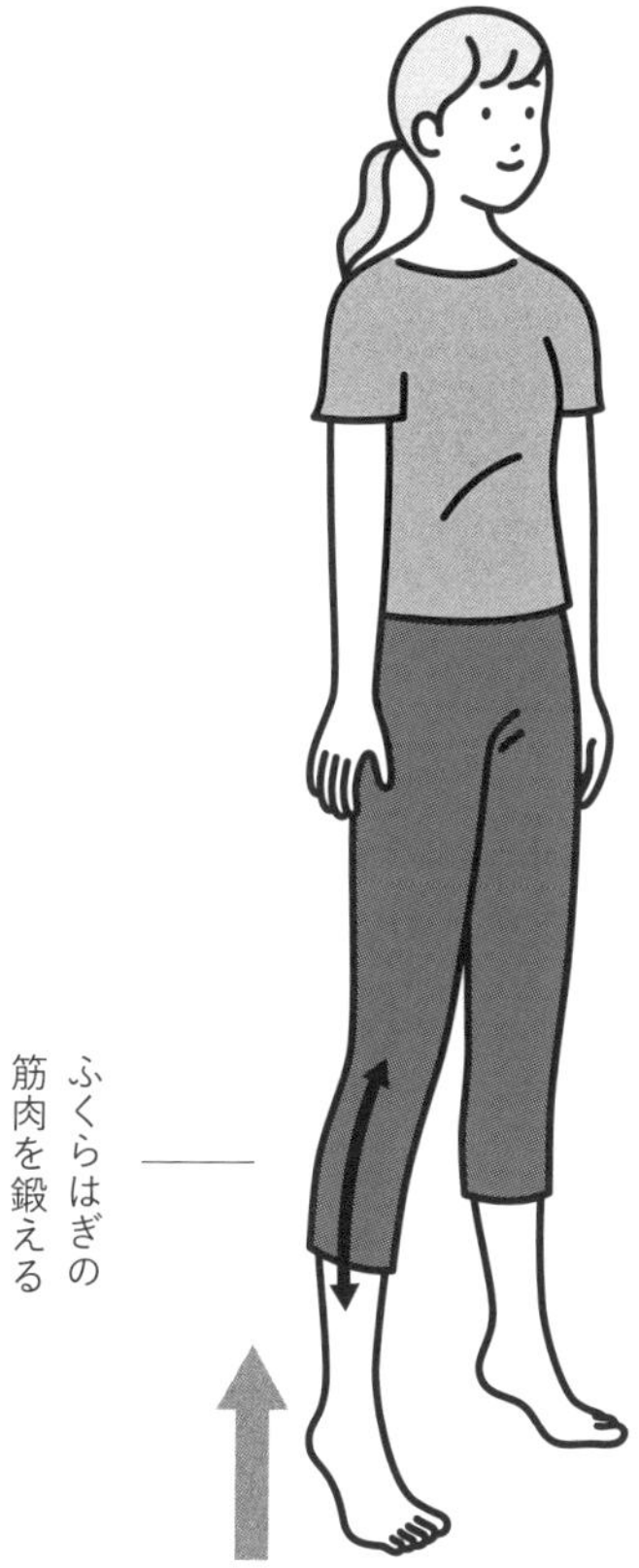

― 回数の目安 ―

1 日 3 セット
（1 セット・10 回）

4 腸腰筋のマッサージ

腸腰筋は、背骨と太ももの骨をつなぐ長い筋肉で、骨盤を起こす役割があります。腸腰筋がかたまると、骨盤の位置が傾いて、姿勢が悪くなったり、歩くのがきつくなったりします。

カチカチになった腸腰筋をマッサージしておけば、夜間頻尿でトイレに行くときの転倒防止にもつながります。

骨盤のいちばん前のでっぱり（上《じょう》前《ぜん》腸《ちょう》骨《こつ》棘《きょく》）のところに、指1本をめり込ませるようにして押します。かなり痛いところがありますから、そのあたりを痛くなるまでほぐしてあげます。

足上げをした後や、お風呂でバスタブに浸かっているときがおすすめです。定期的にほぐしていると、普段の歩行もラクになります。

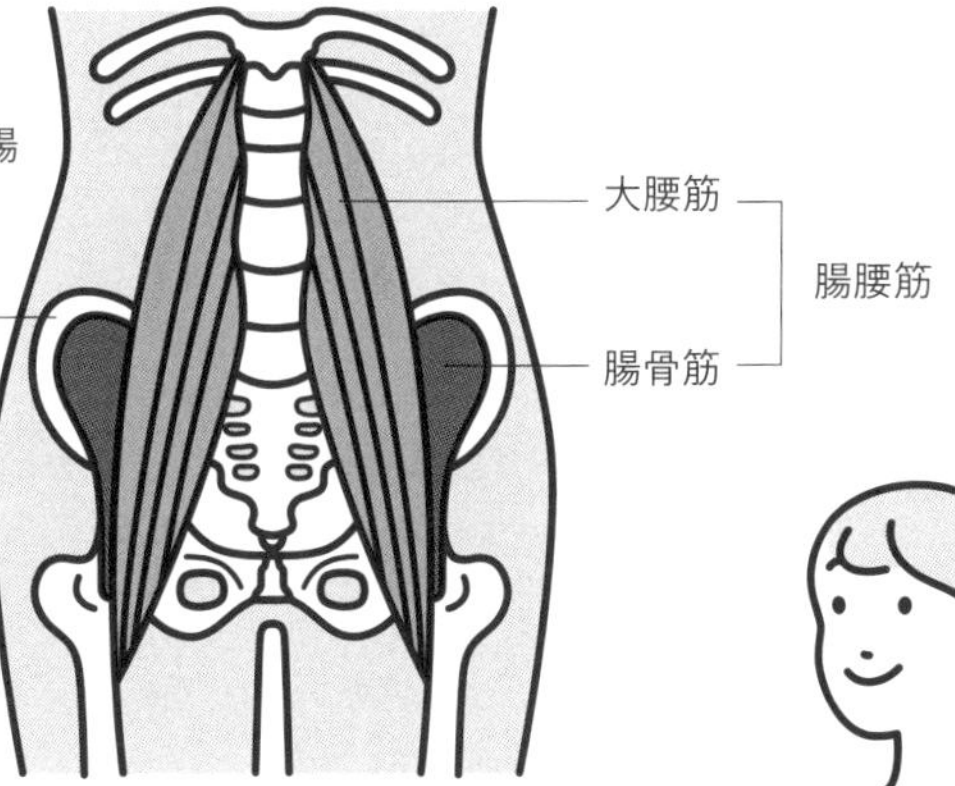
上前腸
骨棘
大腰筋
腸腰筋
腸骨筋

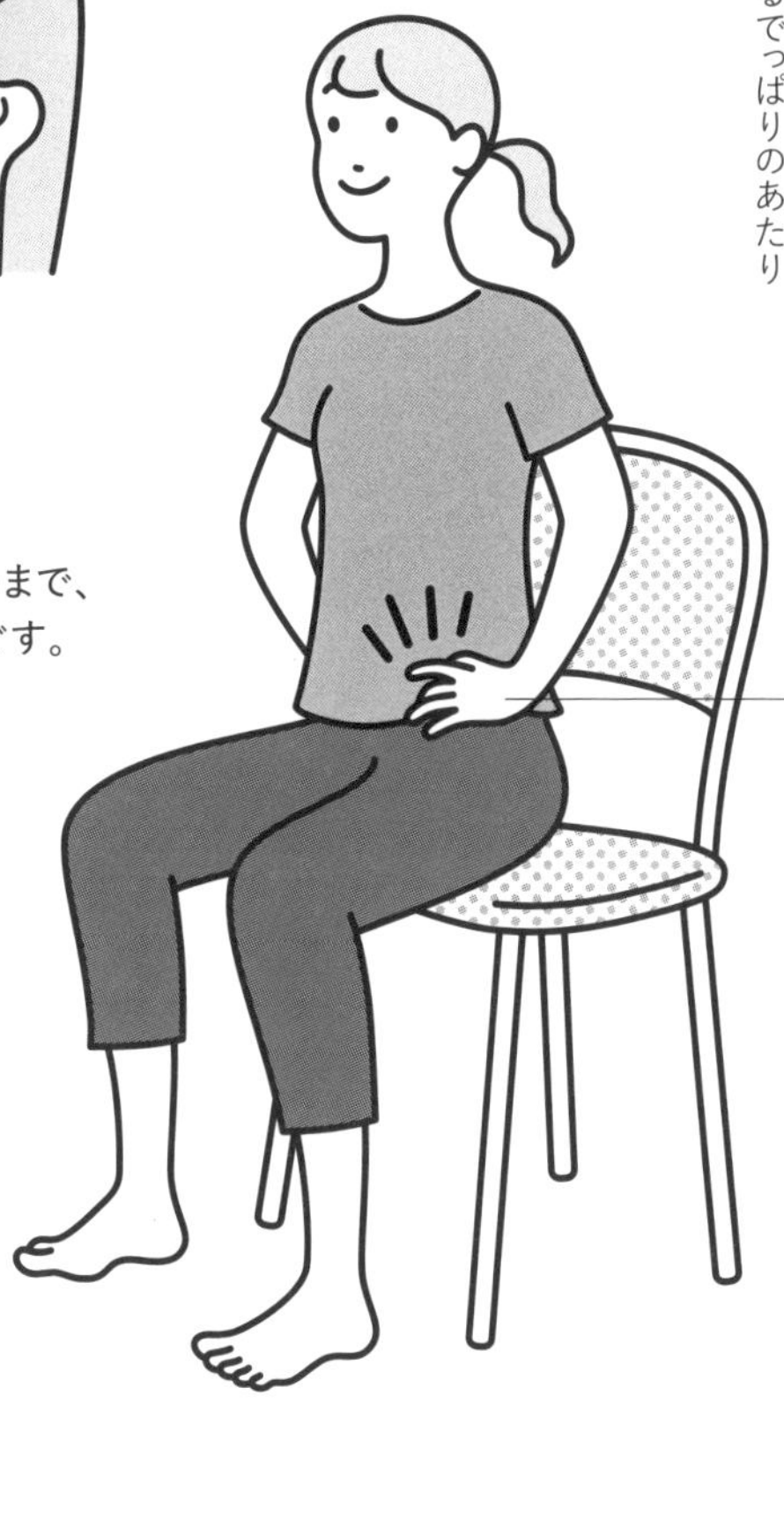
腰に手をあてたときに触れるでっぱりのあたり
痛くなくなるまで、
指1本でほぐす。

お尻の筋トレ、「ヒップヒンジ」

最後におすすめしたいのは、しっかりと負荷のかかったお尻の筋トレです。というのもお尻の筋肉がかたくなっていたり、ゆるんでいたりする人が圧倒的に多いからです。

繰り返しになりますが、お尻を鍛えると、腿前を主体に歩いていたのがお尻を使えるようになるので、歩くのがラクになって省エネ体質に！　動作がとても効率的になります。

最終的には骨盤底筋の働きをよくすることにもつながっていきます。

両足を肩幅程度に開いたら、しっかり負荷をかけながら、ゆっくりお尻を下に引いていきます。その際、膝は前に出さず、膝から下、足首までは動かないように注意します。これはヒップヒンジという筋トレです。

お尻の後ろに椅子を置いて、そこに座ろうという意識でやってみてください。

不安定な場合は、椅子にお尻をタッチさせてもかまいません。むしろ椅子に座る、という意識でやったほうがやりやすいかもしれません。

1

足を肩幅程度に
広げて立つ。

2

背中を真っ直ぐにしたまま、
ゆっくりお尻を後ろにつき
出す。ゆっくり❶に戻る。

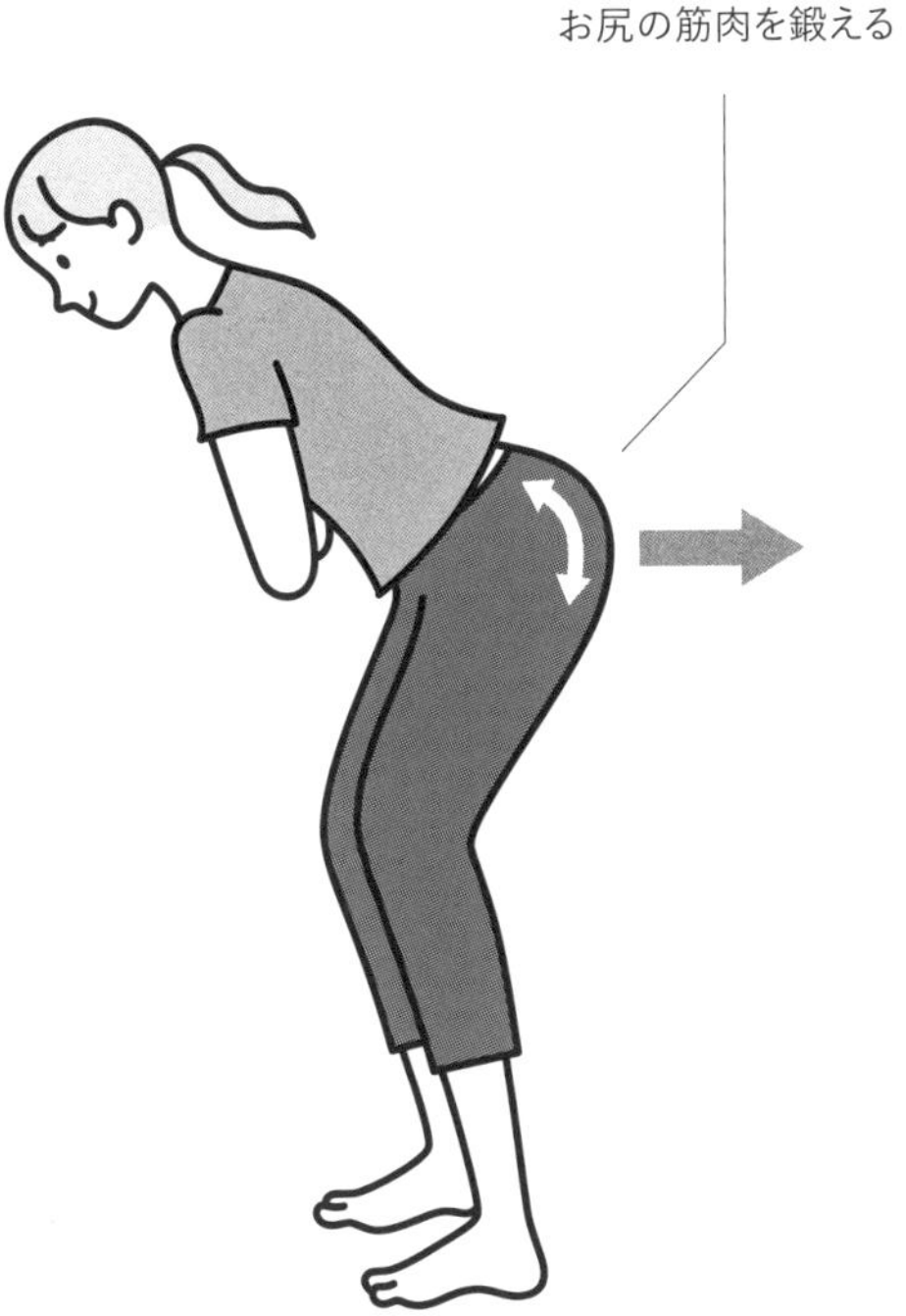

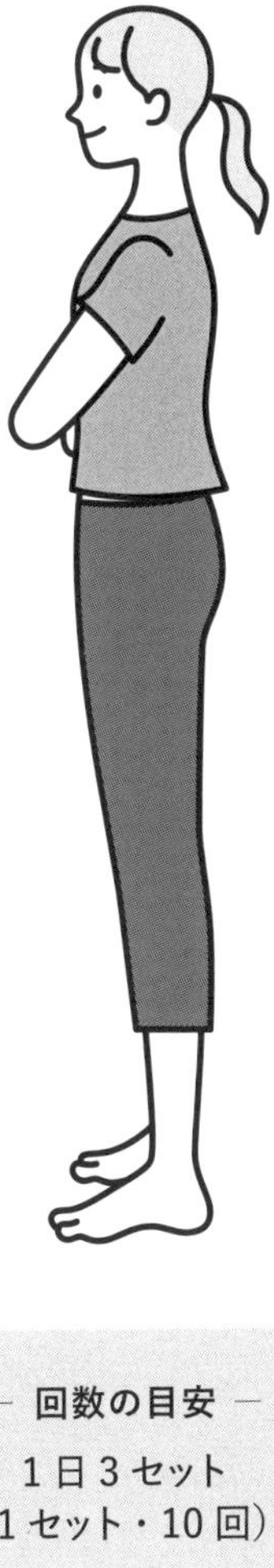

— 回数の目安 —

1日3セット
（1セット・10回）

おわりに

尿トラブルの症状が軽くても重くても、諦めずに前向きな気持ちで向き合ってほしい、と切に願います。

本書を読んで、あなたが
「念のため、一度診察を受けてみようかなぁ」
と考えるようになったら、そのタイミングを逃さずに、ぜひ医師に相談してみることをおすすめします。

尿トラブルの場合、まず思い浮かぶのは「泌尿器科」です。
ただどうしても男性の医師が多く、患者さんも男性がメインなので、女性は行きにくいと感じることもあるでしょう。
「婦人科」で「尿失禁外来」をもつ病院もありますから、探してみてください。

また最近では、泌尿器科と婦人科を合わせた外来をもつ病院もあり、それが「ウロギネ外来」です。
ウロは泌尿器科、ギネは婦人科という意味で、泌尿器科と婦人科にまたがる分野を診療する科になっており、女性の骨盤臓器脱や尿もれなどの専門外来です。
どの科で診察を受ける場合も、ご自分のおしっこの状態を医師に的確に伝えられるとより治療に役立つと思いますので、本書を参考にチェックしてみてくださいね。

3章で紹介した体操や運動は、日本フィットネス医学協会の代表であり夫でもある坂上翔一郎氏から、運動の専門家としてのアドバイスをもらいました。ありがとうございました。

2024年初春　櫻井夏子

トイレ日記の記入の仕方

① 夜中に起きて排尿した時刻と尿量を記入

＼START／
日付・就寝・起床時刻を記入

⑥ 翌日の就寝時刻を記入
連日の場合は、次ページに記入

トイレ日記 　日目

就寝時から翌日の就寝前までの1日分を記入してください。

日付：9 月 4 日（土） 　名前：〇〇 〇〇

就寝時刻：22 時 50 分 　翌日の就寝時刻：23 時 00 分

起床時刻：7 時 00 分

		排尿時刻	尿量（mL）	切迫感	漏れ	memo
就寝▶	1	0 : 20	260			
	2	2 : 45	100			
	3	5 : 50	170			
	4	:				夜寝てから朝起きて ⬇最初の排尿まで
	5	:				①夜間尿量
起床▶	1	7 : 05	150			680（mL）
	2	9 : 30	200			
	3	11 : 00	160			
	4	12 : 15	120			
	5	14 : 30	150			
	6	16 : 15	160			
	7	18 : 30	190	✓		
	8	21 : 20	140			
	9	22 : 55	110			
	10	:				
	11	:				
	12	:				
	13	:				朝起きて2回目の ⬇排尿から就寝前まで
	14	:				②昼間尿量
	15	:				1230（mL）

〈排尿回数〉 夜間：3 回 　昼間：9 回

〈尿　量〉 ①夜間尿量 680（mL） ÷ ①＋②1日尿量 1910（mL） ×100＝ 1日尿量に対する夜間尿量の割合 35.6（%）

④ 夜間尿量の合計を記入

③ 尿意切迫感※や尿漏れがあった場合に✓を記入
※突然トイレに行きたくなり、我慢するのが難しい症状

② 朝起きてから寝るまでに排尿した時刻と尿量を記入

④ 昼間尿量の合計を記入

⑤ 〈排尿回数〉は夜間と昼間の排尿回数（表の左側の数字）をそれぞれ記入
〈尿量〉は計算式にあてはめ、1日尿量に対する夜間尿量の割合を計算

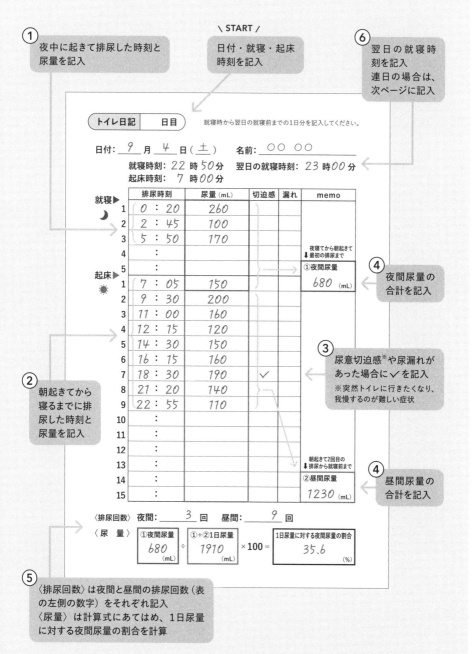

トイレ日記　　日目

就寝時から翌日の就寝前までの1日分を記入してください。

日付：＿＿＿月＿＿＿日（＿＿）　名前：＿＿＿＿＿＿＿＿＿＿＿＿

就寝時刻：　　時　　分　翌日の就寝時刻：　　時　　分

起床時刻：　　時　　分

	排尿時刻	尿量（mL）	切迫感	漏れ	memo
就寝▶ 1	：				
2	：				
3	：				
4	：				夜寝てから朝起きて最初の排尿まで ⬇
5	：				①夜間尿量
起床▶ 1	：				（mL）
2	：				
3	：				
4	：				
5	：				
6	：				
7	：				
8	：				
9	：				
10	：				
11	：				
12	：				
13	：				朝起きて2回目の排尿から就寝前まで ⬇
14	：				②昼間尿量
15	：				（mL）

〈排尿回数〉　夜間：＿＿＿＿＿回　昼間：＿＿＿＿＿回

〈尿　量〉　①夜間尿量（mL）÷ ①+②1日尿量（mL）×100 ＝ 1日尿量に対する夜間尿量の割合（%）

トイレ日記　　日目

就寝時から翌日の就寝前までの1日分を記入してください。

日付：＿＿＿ 月 ＿＿＿ 日（＿＿）　名前：＿＿＿＿＿＿＿＿＿＿＿＿＿＿

就寝時刻：　時　分　翌日の就寝時刻：　時　分

起床時刻：　時　分

		排尿時刻	尿量（mL）	切迫感	漏れ	memo
就寝▶	1	：				
	2	：				
	3	：				
	4	：				夜寝てから朝起きて ⬇最初の排尿まで
	5	：				①夜間尿量
起床▶	1	：				（mL）
	2	：				
	3	：				
	4	：				
	5	：				
	6	：				
	7	：				
	8	：				
	9	：				
	10	：				
	11	：				
	12	：				
	13	：				朝起きて2回目の ⬇排尿から就寝前まで
	14	：				②昼間尿量
	15	：				（mL）

〈排尿回数〉 夜間：＿＿＿＿ 回　昼間：＿＿＿＿ 回

〈尿　量〉 ①夜間尿量（mL） ÷ ①＋②1日尿量（mL） ×100＝ 1日尿量に対する夜間尿量の割合（%）

トイレ日記　日目

就寝時から翌日の就寝前までの1日分を記入してください。

日付：＿＿月＿＿日（＿＿）　名前：＿＿＿＿＿＿＿＿

就寝時刻：　時　分　翌日の就寝時刻：　時　分

起床時刻：　時　分

	排尿時刻	尿量（mL）	切迫感	漏れ	memo
就寝▶ 1	:				
2	:				
3	:				
4	:				夜寝てから朝起きて ⬇最初の排尿まで
5	:				①夜間尿量
起床▶ 1	:				（mL）
2	:				
3	:				
4	:				
5	:				
6	:				
7	:				
8	:				
9	:				
10	:				
11	:				
12	:				
13	:				朝起きて2回目の ⬇排尿から就寝前まで
14	:				②昼間尿量
15	:				（mL）

〈排尿回数〉　夜間：＿＿＿＿回　昼間：＿＿＿＿回

〈尿　量〉　①夜間尿量（mL） ÷ ①+②1日尿量（mL） ×100 = 1日尿量に対する夜間尿量の割合（%）

櫻井夏子（さくらいなつこ）

婦人科形成外科医・美容外科医。予防医療研究協会運動療法部部会長。東京女子医科大学卒業後、整形外科医として活動したのち、現在は都内の美容外科クリニックで、主に出産後や更年期の女性のための尿トラブルの改善に尽力している。

運動監修　坂上翔一郎（日本フィットネス医学協会代表）
デザイン　亀井英子
イラスト　玉田紀子
校　　正　滄流社
編集協力　本村範子

尿トラブルに悩まない！

発行日　2024年1月23日　第1刷発行

著　者　櫻井夏子

発行者　清田名人

発行所　株式会社内外出版社
〒110-8578
東京都台東区東上野2-1-11
電話 03-5830-0368（企画販売局）
電話 03-5830-0237（編集部）
https://www.naigai-p.co.jp/

印刷・製本　中央精版印刷株式会社

ISBN978-4-86257-691-0